Roswitha Ram-Devrient

Im Trubel zur Ruhe kommen

moving Band 2

Roswitha Ram-Devrient

Im Trubel zur Ruhe kommen

moving Band 2

S R

Sensus & Ratio Verlag

Wichtige Hinweise

Die in diesem Buch dargestellte Methode *moving* ist eine Zusammenstellung von bewährten Entspannungs- und Bewegungselementen. Sie bietet keinen Ersatz für kompetenten, medizinischen Rat! Bei Beschwerden sollten Sie auf jeden Fall einen Arzt konsultieren.

Eine Haftung für eventuelle Personenschäden ist ausgeschlossen.

Danksagung

Für Anregungen und konkrete Hilfestellungen danke ich Marina Diercksen-Hauer, Christian Echsle, Jürgen Fischer, Janos Gönczöl, Angelika Held, Michaela Knabl, Marie-Luise Lehner, Konni Schlager, Stephan Schöbe, Susanne Weber, Sabine Welsch, Renate Wolfram und vor allem meinem Mann, Ludwig Devrient für die Gestaltung dieses Buches.

INHALT

EINLEITUNG

Weiter, höher, besser, klüger, attraktiver – auf jeden Fall AUFWÄRTS und MEHR hat viele Errungenschaften unseres Lebens ermöglicht – konfrontiert uns aber auch immer wieder mit unseren Grenzen. Eine kontinuierliche Bewegung in eine Richtung, egal ob aufwärts oder abwärts, ist unnatürlich. Erst die regelmäßige Abfolge von ‚Auf' und ‚Ab' ergibt ein gesundes Ganzes. „Panta Rei – alles fließt" heißt dieses Naturgesetz, das wussten schon die alten Griechen.

Das gilt auch für das Gleichgewicht zwischen TUN und LASSEN. Nachfolgend finden Sie in diesem Buch ein Plädoyer für das tägliche LASSEN, natürlich immer im Ausgleich zum TUN. Sie werden ermuntert, der ständigen Aufforderung zum ‚Empowerment' die Stirn zu bieten und mit gutem Gewissen dem LASSEN in Ihrem Leben Raum einzuräumen. Dadurch kann sich eine Balance zwischen TUN und LASSEN einstellen und Sie erleben die wohltuende Erfahrung einer zunehmenden Ausgeglichenheit.

Die in diesem Buch dargestellte Kombination von Entspannung (*landing*) und von langsamer Bewegung (*moving*) lässt Sie auch im Trubel zur Ruhe kommen und fördert langfristig eine immer größer werdende Gelassenheit – ein herrliches Gefühl, das man mit der Zeit nicht mehr missen möchte. Wie sagte schon Marie von Ebner-Eschenbach – Gelassenheit ist die angenehmste Form des Selbstbewusstseins!

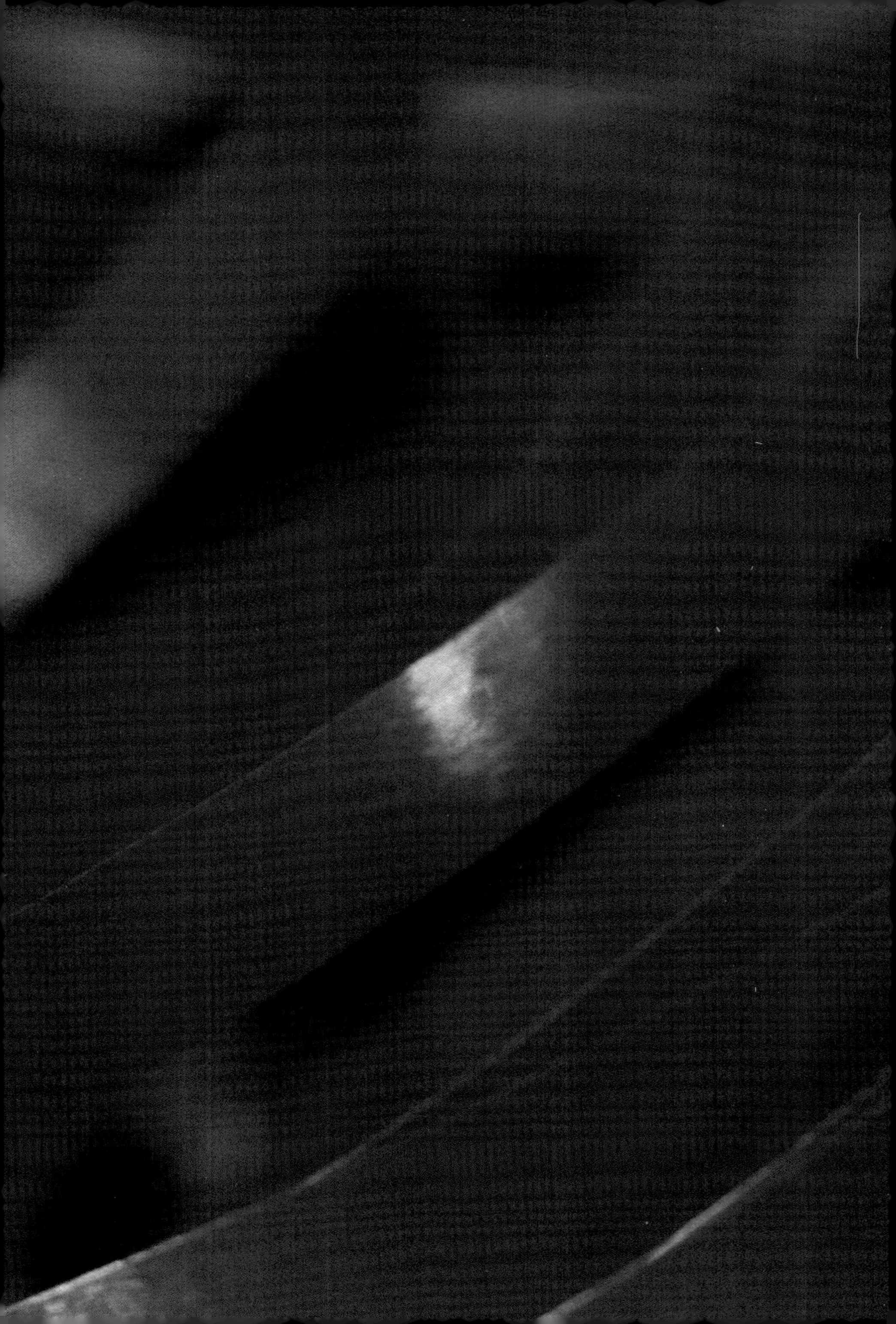

Kapitel 1
WAS?

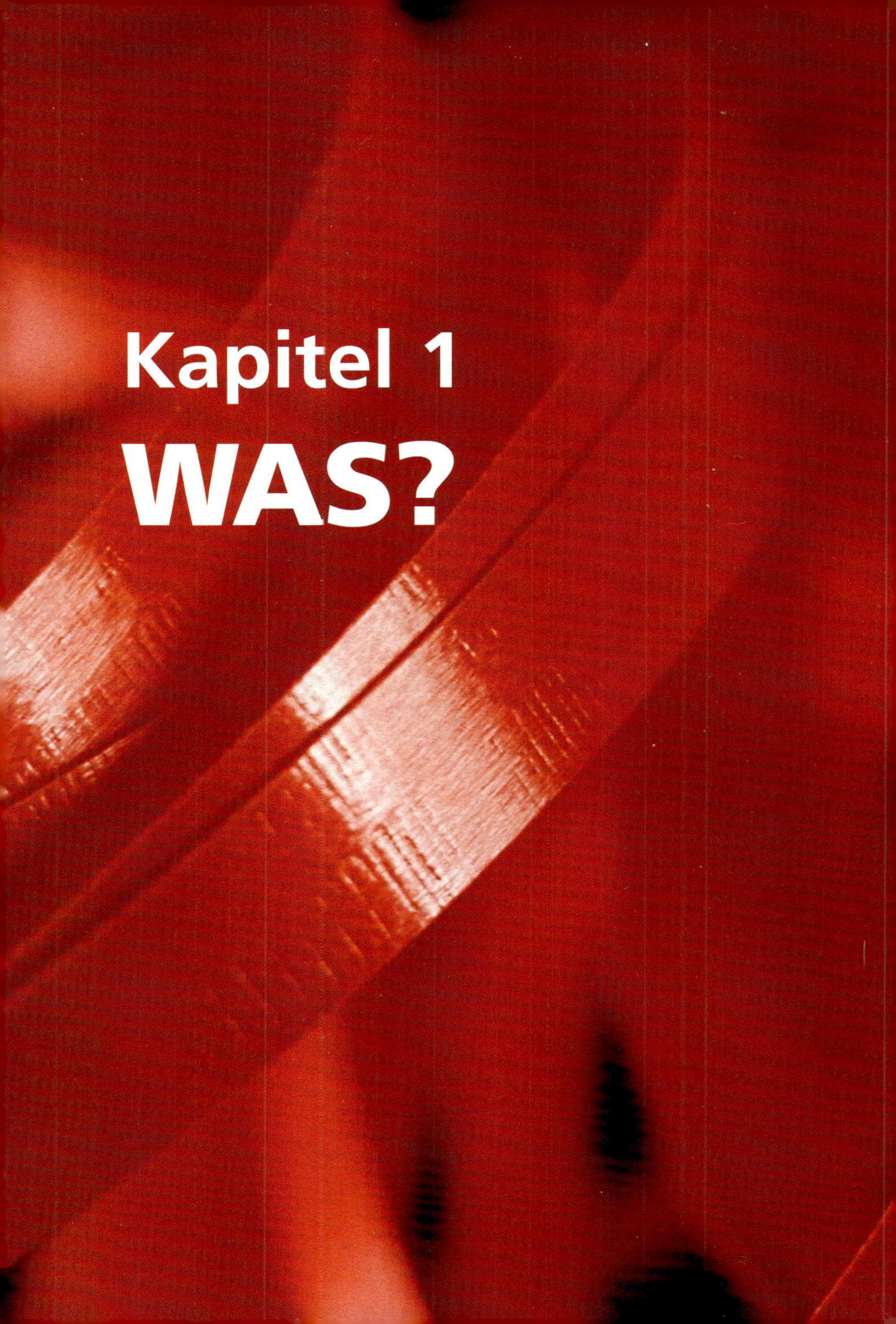

Fahren Sie Ihr Auto solange, bis es zu stottern beginnt oder ganz stehen bleibt oder tanken Sie dieses immer wieder auf, ehe der Tank leer ist?

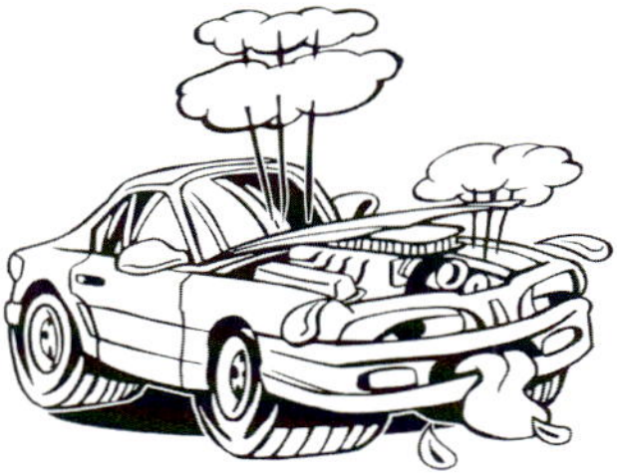

Warum ich diese Frage stelle? Für die Leser, die schnell zum Punkt kommen möchten: Weil zwar jeder auf diese Frage mit: „Natürlich tanke ich mein Auto auf, bevor der Tank leer ist," antwortet, aber im allgemeinen hinsichtlich einer vorsorglichen Füllung des persönlichen ‚Energietanks' eine völlig unterschiedliche Verhaltensweise an den Tag legt. Zumeist wird - ohne sich dessen bewusst zu sein - mit dem Organismus solange ‚gefahren', bis nur wenig oder gar keine Energie mehr im ‚Tank' ist und durch das auftretende Energiedefizit relevante Störungen eintreten.

Warum leben so wenige Menschen mit einer ausgewogenen Energiebalance?

Dies hängt unter anderem mit der perfekt entwickelten Fähigkeit unseres Organismus zusammen, unangenehme Veränderungen so gut zu kompensieren, dass diese über einen längeren Zeitraum nicht bemerkt werden. Diese Fähigkeit hat aber nicht nur Vorteile, sondern auch gravierende Nachteile, wie man am ‚Boiled-Frog-Effekt' sehen kann:

> *Setzt man einen Frosch in heißes Wasser, springt dieser sofort wieder heraus.*
>
> *Setzt man den Frosch in kaltes Wasser und erwärmt dieses sehr langsam in kleinen Schritten, so gewöhnt sich der Frosch an die sukzessive höher werdende Temperatur. Der Froschorganismus passt sich an die Temperaturveränderungen an und der Frosch bleibt im Wasser sitzen....*

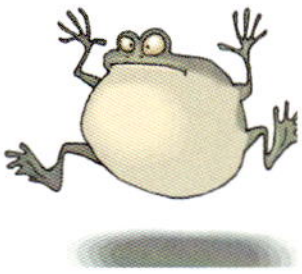

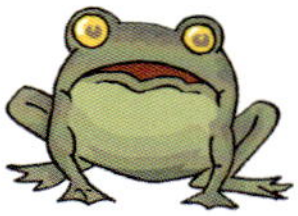

Ebenso wenig, wie der Frosch die Gefahr durch die kontinuierliche Erwärmung des Wassers registriert, genauso wenig realisiert man im allgemeinen bewusst ein langsam aber sicher immer größer werdendes Energiedefizit. Die vorhandenen Energiereserven werden aufgezehrt und die Leere im ‚Tank' wird erst erkannt, wenn der Organismus zu ‚stottern' beginnt, also das Wohlbefinden immer mehr abnimmt und spürbare mentale oder körperliche Störungen auftreten.

Der Organismus passt sich Lebensumständen so gut an, dass eine Gefahr oft nicht frühzeitig realisiert wird.

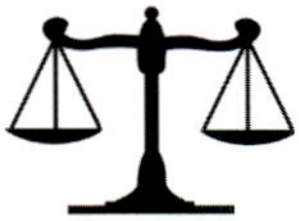

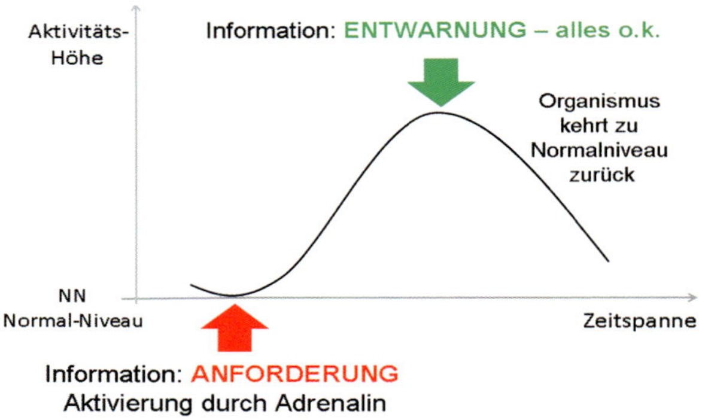

Das vegetative Nervesystem steuert Aktivität und Regeneration.

Dabei sind wir von Natur aus mit einem perfekten System ausgestattet – dem vegetativen Nervensystem, das in präziser Weise Aktivität und Regeneration im Organismus reguliert. Die beiden Gegenspieler – Sympathikus und Parasympathikus – ergänzen sich nahtlos in ihren Aufgaben zur Aktivierung und Regeneration des Organismus:

Der **Sympathikus** sorgt bei einer subjektiv als Anforderung eingeschätzten Situation – egal ob aus beruflichen, familiären, gesundheitlichen oder anderen Gründen – für die Ausschüttung des Hormons Adrenalin und trimmt den Organismus auf hohe Aktivität, um im Kampf- oder Flucht-Modus die Anforderung bewältigen zu können.

Der **Parasympathikus**, auch Ruhenerv genannt, schaltet bei einer Entwarnung, – also einer subjektiv (wieder) als ‚o.k.' eingeschätzten Situation – den Organismus auf das Programm ‚Regeneration' um und polt die Körperfunktionen auf Erholung um Energie aufzutanken.

Dann ist ja alles perfekt eingerichtet – werden Sie jetzt sagen: „Ich kann täglich so viele Anforderungen bewältigen wie ich möchte – ich komme immer wieder in meine Ausgangslage zurück.

Leider ist diese Schlussfolgerung nur dann richtig, wenn sich Ihr Organismus nach Anforderungen zeitnah ausreichend erholen kann. Dann bleibt durch diese konsequente Abwechslung von Anforderungs- und Erholungsphasen die Energiebilanz dauerhaft ausgeglichen und eine ‚Energie-Ampel' würde dauerhaft auf GRÜN stehen.

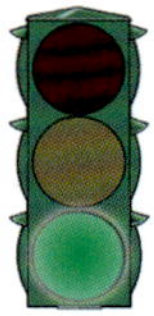

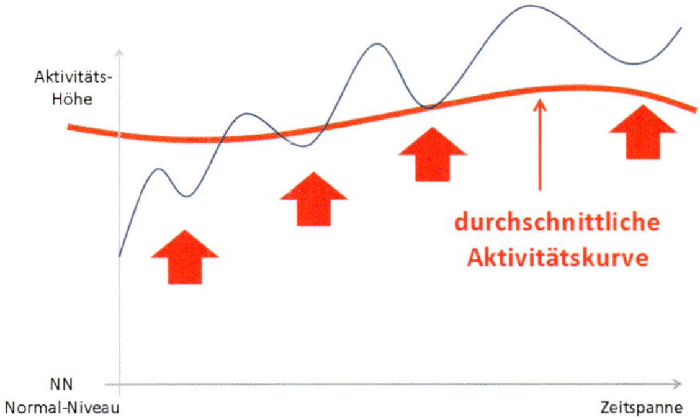

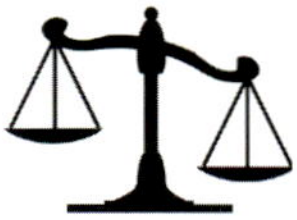

Die meisten Menschen sind aber ziemlich weit davon entfernt, sich nach Anforderungen regelmäßig ausruhen zu können. In der Regel wird das Arbeitspensum zumindest bis zum Rentenalter Jahr für Jahr höher und parallel dazu die Zeit für ausreichende Regenerationsphasen eher geringer. Diese fehlenden Auszeiten bewirken langfristig, dass sich durch das Ungleichgewicht zwischen Aktivitäts- und Ruhephasen das körperliche und mentale Aktivitätsniveau immer weiter nach oben in Richtung Daueranspannung verschiebt. Man bleibt mit der Zeit permanent im hochaktiven Kampf-Flucht-Modus.

Fatalerweise stellt sich nun bei langen Anforderungsphasen erst einmal ein paradoxer Effekt ein, den man in dieser Situation nicht erwarten würde: Statt sich durch die permanente Adrenalin-Ausschüttung und die dauernden Belastungen ausgelaugt und müde zu fühlen, läuft man zu einer Dauer-Hochform auf. Man fühlt sich großartig, könnte Bäume ausreißen und genießt die überdurchschnittlich hohe Leistungsfähigkeit in vielfältiger Weise. Mit der Zeit wird das durchaus angenehme Gefühl eines ‚Allzeit-Bereit-Seins' selbstverständlich. Es erscheint normal' dauernd aktiv zu sein und man verbraucht munter täglich mehr Energie als man wieder auftanken kann.

Der Raubbau an den Energieressourcen bewirkt zu Beginn eine vermehrte Leistungsfähigkeit.

Durch die schon erwähnte Kompensationsfähigkeit des Organismus nimmt man aber beginnende gesundheitliche Störungen, die durch das zunehmende Energiedefizit verursacht werden, nicht wahr – das Umschalten der Energie-Ampel auf GELB bleibt daher in dem meisten Fällen unbemerkt.

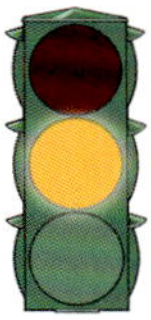

Ein Energiedefizit wird zu Beginn selten realisiert.

Wenn dann das Energiedefizit mit der Zeit noch weiter steigt, kann der Organismus die auftretenden mentalen und körperlichen Störungen nicht mehr kompensieren. Das subjektive Gefühl von ‚Alles-Bestens' verändert sich zu einem immer häufiger auftretenden Gefühl von ‚Nicht-Besonders-Gut'. Der Körper beginnt zu ‚schwächeln' und zeigt die gelbe Karte; es treten die ersten nicht mehr zu ignorierenden Befindlichkeitsstörungen auf wie

- □ Reizbarkeit
- □ Motivationsverlust
- □ Konzentrationsstörungen
- □ Rückenschmerzen durch chronische Muskelverspannungen,
- □ zu hoher Blutdruck
- □ Anfälligkeit für Infekte u.v.a.m.

Im Regelfall werden die ersten Anzeichen eines Missbefindens als 'vernachlässigbar' eingeschätzt und das Ansinnen eines guten Freundes – es wäre vielleicht doch an der Zeit, sich etwas mehr Erholung zu gönnen – entrüstet als ‚Unsinn' eingestuft und weit von sich gewiesen. Wenn nun die hohe Anforderungssituation weiterhin bestehen bleibt, wird die Belastung für den Organismus unerträglich. Das inzwischen hohe Energiedefizit fordert seinen Tribut – die Ampel steht auf ROT .

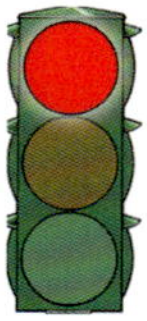

Manchmal werden nun diese Alarm-Signale des Organismus genutzt, um über die Ursache der gravierenden Symptome wie

- □ Atembeschwerden
- □ Verdauungsprobleme
- □ depressive Verstimmungen
- □ Angstzustände
- □ quälende innere Unruhe
- □ Gefühl der Ohnmacht u.a.

nachzudenken. Man befolgt den Rat von Partnern oder Freunden, zum Arzt zu gehen und zu eruieren, welche Gegenmaßnahmen man ergreifen könnte, um wieder ins Lot zu kommen.

Häufiger ist aber immer noch die Reaktion, das Missbefinden als vorübergehende Unpässlichkeit zu ignorieren oder einfach durch Medikamente zu eliminieren. Dann dreht sich die Erschöpfungsspirale weiter: man schafft täglich weniger des normalen Arbeitspensums und arbeitet immer länger, wodurch die Ruhephasen endgültig zu kurz kommen. Die Belastbarkeit nimmt immer weiter ab und es kann zum Burn-Out kommen.

Es ist jetzt nicht mehr möglich, weiterhin zu ‚funktionieren'. Spätestens zu diesem Zeitpunkt wird erkannt, dass die bisherige Lebensweise alles andere als förderlich für eine gute Lebensqualität ist und es nicht mehr so weiter gehen kann.

Kann man dieser Entwicklung Paroli bieten? Ist es auch in unseren hektischen Zeiten zu schaffen, regelmäßig ausreichende Regenerationsphasen einzubauen, um das Energieniveau in Balance zu halten und ausgeglichen zu bleiben?

Ja – es ist in jeder Lebenssituation und in jedem Alter möglich, das Leben bewusst ausgewogener zu gestalten und seinen Energietank vorsorglich aufzutanken, so dass der Organismus langfristig im Gleichgewicht bleibt.

Wie dies in einem vollgepackten Arbeitsalltag zu schaffen ist, erfahren Sie im nächsten Kapitel.

RESÜMEE

Kontinuierliche Anforderungsphasen ohne entsprechende Erholungsphasen führen zu einer Daueraktivität, die ein Energiedefizit verursacht.

Es ist möglich, auf einfache Weise eine ausgeglichene Lebensweise zu fördern.

Durch die perfekte Anpassungsfähigkeit unseres Organismus werden die bei einem Energiedefizit auftretenden mentalen und körperlichen Störungen zu Beginn kompensiert und ein auftretendes Missbefinden in den Anfängen nicht bewusst wahrgenommen - das GELB der Energieampel wird zumeist übersehen.

Dadurch wird die Dauerbelastung weiter aufrecht erhalten und es treten zunehmende gesundheitliche Störungen auf, die oft erst dann realisiert werden, wenn der Energietank schon praktisch leer ist und die Energie-Ampel auf ROT steht..

Das Auftreten eines immer größer werdenden Energiedefizites kann durch den frühzeitigen Einsatz einer einfache Ausgleichs-Strategie, die vorsorglich im Alltag immer wieder eingesetzt wird, verhindert werden.

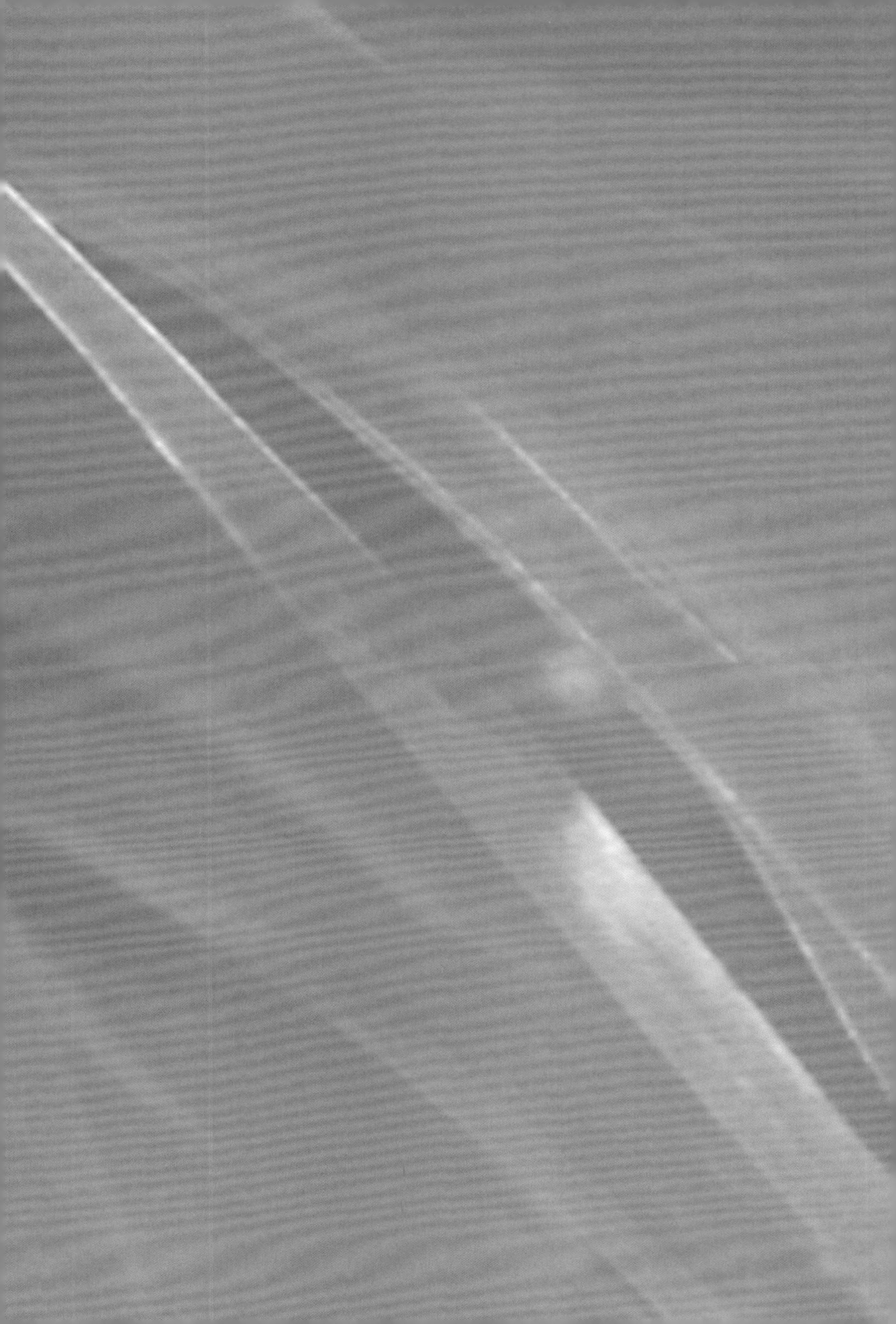

Kapitel 2
WIE?

Teil A
LANDING

Wenn Sie eine Spiralfeder bis zum Anschlag zusammendrücken - was machen Sie, wenn Sie am Ende der Spannungsfähigkeit der Feder angekommen sind und diese wieder ent-spannen möchten? Drehen Sie die Feder mit Gewalt wieder zurück in die Ausgangsposition? Oder LASSEN Sie die Feder los, damit Sie sich von selbst entspannt und wieder in den Ursprungszustand zurückkehrt?

Vermutlich LASSEN Sie los und beobachten, wie sich die Feder von selbst ent-spannt. Sie setzen also keine Kraft ein, sondern im Gegenteil: Sie LASSEN locker und beobachten, wie die Entspannung von selbst eintritt.

Im oben genannten Fall zweifelt sicher niemand an der Sinnhaftigkeit, **nichts** zu tun sondern die Entspannung der Feder durch den Initialimpuls des Los-LASSENs von selbst eintreten zu LASSEN. Aber wie sinnvoll erscheint es Ihnen, vor einem brüllenden Löwen zu stehen, und entgegen Ihrem instinktiven Impuls - **kämpfen oder fliehen** - stehen zu bleiben um noch andere Reaktionsmöglichkeiten zu überlegen? Das letztere Verhalten erscheint auf den ersten Blick nicht sehr empfehlenswert, kann aber dann lebensrettend sein, wenn Sie durch ein Weglaufen die Raubkatze sofort zum Angriff veranlassen würden, durch ein Stehen-Bleiben eventuell aber Zeit gewinnen bis Ihr Weggefährte Ihnen zu HIlfe kommt. In diesem Fall kann die Fähigkeit, nicht sofort der instinktiven Flucht-Reaktion nachzugeben, von Vorteil sein.

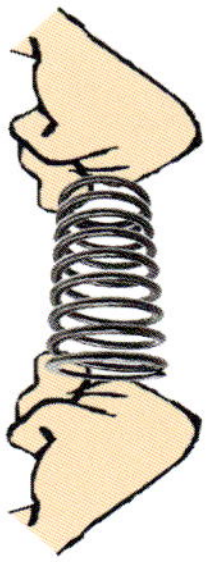

Eben diese Fähigkeit – sich gegen die spontane Kampf-/Fluchtreaktion zu entscheiden und erst die Situation bewusst zu überdenken – war in Urzeiten im Urwald nicht unbedingt ratsam, denn die meisten Gefahren erforderten eine spontane, schnelle Reaktion um zu überleben. In unserem heutigen Umfeld ist diese Fähigkeit – sich bei Anforderungen auch gegen die archaische Instinktreaktion entscheiden zu können – für eine ausgewogene work-life-Balance aber elementar.

Die Fähigkeit zu LASSEN ist genauso notwendig, wie die Fähigkeit zu aktivem Tun.

Denn um in langen Anforderungsphasen eine Erschöpfung zu vermeiden, benötigen Sie immer wieder Auszeiten zur Erholung. Aber wenn Sie sich mitten in einer Stressphase erholen möchten, re-

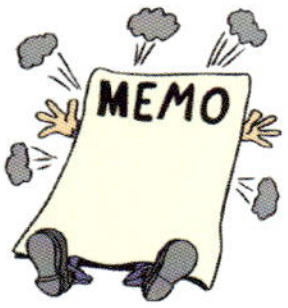

agiert Ihr Organismus instinktiv mit Widerstand. Im Mandelkern, dem schon seit Urzeiten für das Kampf-/Fluchtverhalten zuständigen Teil des Gehirns, entsteht bei jeder Anforderung das Gefühl, mit einem brüllenden Löwen konfrontiert zu sein und der Organismus erhält die Information: *„Es geht um Leben und Tod, auf jeden Fall aktiv dran bleiben bis die Situation bereinigt ist"*.

Klares Denken wird durch hohe Adrenalinausschüttung torpediert.

Die vernunftgemäße Einsicht des entwicklungsgeschichtlich jüngeren Frontalhirns,

- □ dass uns kein PC anfallen wird, wenn wir diesen fünf Minuten ignorieren, oder
- □ das Handy zur lebensbedrohlichen Waffe wird, wenn es auf stumm geschalten wird,

nützt bei einer Dominanz unserer rot glühenden Amygdala, wie der Mandelkern auch genannt wird, nicht viel. Das emotionale Gefühl, aktiv sein zu müssen um zu überleben, bleibt vorherrschend und wir arbeiten weiter, auch wenn wir schon todmüde sind.

Je länger eine Anforderungsphase dauert, desto dominanter wird der Alarm der Amygdala. Das instinktive Gefühl – *wenn ich in meiner Aktivität nachlasse, werde ich gefressen* – wird immer stärker und man wagt es nicht mehr innezuhalten und die Situation zu überdenken. Das archaische Gefühl, um seine Existenz zu kämpfen und immer weiter hetzen zu müssen um einen drohenden Exitus durch die ‚Niederlage' zu vermeiden - kann zum alles bestimmenden Tenor des Lebens werden.

Je mehr das Kampf-/Flucht-Zentrum das Denken beherrscht, desto mehr werden andere Steuerungsorgane wie das Frontalhirn in den Hintergrund gedrängt. Dieser für Selbstwahrnehmung, Entscheidungsfähigkeit und kognitive Überlegungen zuständige Bereich unseres Gehirns verliert dann immer mehr an Einfluss. Die Fähigkeit, in Anforderungs-Situationen bewusst zu erkennen, dass man mit einer kleinen Pause keineswegs seine ‚Niederlage' besiegelt, sondern durch ein kurzes LASSEN des PC oder des Handy seine Situation wesentlich verbessert, wird immer geringer, je länger die Stressphase andauert.

Vor diesem Hintergrund ist es gut nachvollziehbar, wie leicht man in die Spirale eines dauernden ‚Getrieben-Seins' geraten kann und warum es so schwer fällt, wieder aus dieser Sackgasse herauszufinden. Das gesamte System wehrt sich in einer langen Phase von dauernden Anforderungen, zu LASSEN und sich eine auch noch so kleine Pause zu gönnen. Dabei erhöht die Fähigkeit, Aktivitätsphasen zu Gunsten von Regenerationsphasen zu unterbrechen, nachweislich unsere Leistungsfähigkeit und unsere Lebensqualität in erheblichem Maße.

Ist es dann überhaupt zu schaffen, trotz dauernder Anforderungen einen kühlen Kopf zu bewahren und den bestimmenden Einfluss des Frontalhirns aufrecht zu erhalten? Kann die Vorherrschaft des Alarmsystems der Amygdala auch in langen Anforderungsphasen erfolgreich vermieden, oder bei einer bereits eingetretenen Dominanz wieder auf ein normales Maß zurückgeführt werden?

Die gute Nachricht ist – ja, es ist zu schaffen. Obwohl die Fähigkeit des LASSENS in Anforderungssituationen nicht in unserem genetischen Repertoire verankert ist, kann man durch gezieltes Training in jedem Lebensalter die Fähigkeit erlangen, den imaginären ‚Löwen' kurz zu vertrösten und auch trotz vorhandener Anforderungen eine Pause einzulegen; also sich bewusst gegen die instinktive Kampf-Flucht-Reaktion und für ein LASSEN zu entscheiden. Ge-LASSEN-heit ist demnach keine von Natur aus vorhandene Fähigkeit, also ein ‚Glücksfall', sondern im Gegenteil, in hohem Grade trainierbar – und das noch mit wenig Zeitaufwand: wenige Minuten pro Tag genügen, um langfristig zu lernen die Amygdala ‚in ihre Schranken zu weisen' und erfolgreich eine ausgeglichene Lebensweise zu fördern.

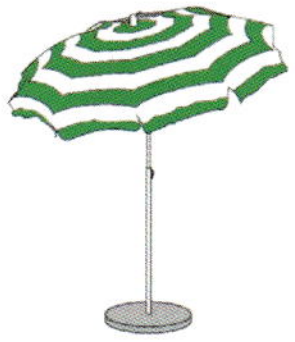

GELASSENHEIT ist angfristig trainierbar.

Der etwas sperrige Ausdruck für die Tatsache, dass man in jedem Alter eine neue Verhaltensweise erlernen kann, heißt ‚Neuroplastizität des Gehirns'. Das bedeutet, dass im Gehirn in jedem Lebensalter neue Strukturen entstehen können und man ein Leben lang neue Verhaltensmuster erlernen und alte Verhaltensmuster wieder verlernen kann (siehe Kapitel 3). Jeder kann also in jedem Lebensalter eine bewusste Aktivierung des Ruhenervs trainieren und damit dem hektischen Alltag immer wieder Paroli bieten.

Das Locker-LASSEN der Muskulatur initiiert nicht nur eine körperliche, sondern auch eine mentale Entspannung.

.

Wie geht das? Wie lernt man, Aktivitätsphasen bewusst zu unterbrechen, um auch in Zeiten mit hohen Anforderungen zu entspannen und durch gezielte Erholungsphasen seine Energie-Balance ausgeglichen zu gestalten? Wie erwirbt man die Fähigkeit zur selbstbestimmten Regulation von Aktivität und Ruhe?

Wie schon in Kapitel 1 erwähnt, sorgt unser vegetatives Nervensystem am Ende einer erfolgreich bewältigten Anforderung für die notwendige Regeneration. Durch biologisch festgelegte, automatisch ablaufende innere Vorgänge wird die Aktivität des Organismus auf ein Normalmaß reduziert und dem Organismus wieder Energie zur Verfügung gestellt. Diese Regenerationsphase geht einher mit körperlichen Veränderungen wie

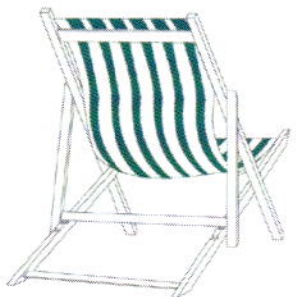

- ☐ Entspannung der Muskulatur
- ☐ Normalisierung von Atmung und Herzschlag
- ☐ Aktivierung der Verdauung
- ☐ das Immunsystem nimmt wieder seine Arbeit auf – u.v.a.m.

Die meisten dieser physiologischen Regenerationsvorgänge im vegetativen Nervensystem laufen automatisch ab und sind nicht willentlich steuerbar. Zum Glück gibt es darunter aber einen Parameter, der von Natur aus unserem Willen unterworfen ist, nämlich die **Ent-Spannung der Muskulatur**. So unspektakulär es auch klingt – die bewusste muskuläre Entspannung ist die Grundfähigkeit um sich jederzeit gezielt erholen und auftanken zu können.

Denn durch das bewusste locker-LASSEN der Muskulatur bekommt der Ruhenerv die Information, seines Amtes zu walten und den Organismus aus der Anspannung zu entlassen. Initiiert man also willentlich eine muskuläre Entspannung, signalisiert man dem Organismus – *Gefahr gebannt* – und das vegetative Nervensystem wird veranlasst, für die Regeneration im Organismus zu sorgen. Das bewusste Locker-LASSEN der Muskulatur bewirkt somit einen gezielten Abbau der bestehenden Anspannung und ermöglicht eine Regenerationsphase um Energie aufzutanken (siehe Kapitel 3).

Diese Fähigkeit – bewusst die Muskulatur locker zu LASSEN und zu entspannen – steht jedem Menschen von Natur aus zur Verfügung – jeder kann seine Hand zur Faust ballen und diese wieder locker LASSEN. Damit hat auch jeder Mensch den Schlüssel zur selbstbestimmten Ruhepolung in der Hand.

Durch bewusste muskuläre Entspannung kann man jederzeit zur Ruhe kommen.

Wenn jeder Mensch sich von Natur aus durch gezielte Entspannung erholen kann, warum gibt es dann so wenig ausgeglichene Menschen? Die Frage kann präzise beantwortet werden:
Die Entspannung in Erholungsphasen ist eine natürlich vorhandene Fähigkeit, die jedem von Natur aus mitgegeben ist und von selbst eintritt. Aber im normalen Alltag sind Erholungsphasen, die frei von jeglicher Anspannung sind, relativ selten. Deshalb ist es für eine langfristig ausgeglichenen Energiehaushalt notwendig, auch im Stress in der direkten Konfrontation mit dem (vermeintlichen) Löwen locker LASSEN zu können.

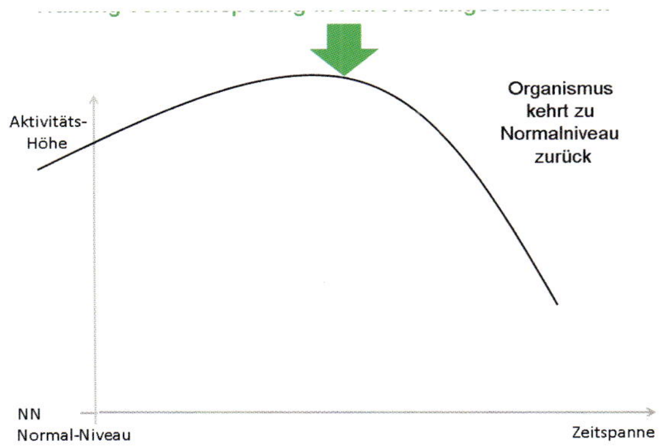

Aber die instinktive Kampf-/Flucht-Reaktion bewusst kontrollieren und entspannen zu können, ehe man reagiert - diese Fähigkeit steht erst nach längerem Training zur Verfügung. Bis sich also der Organismus, auch wenn er schon mit Adrenalin geflutet und im Kampf/Flucht-Modus ist – verlässlich zu einer gelassenen Reaktionsweise überreden lässt, bedarf es eines gewissen Durchhaltevermögens. Das LASSEN auch in Anforderungssituationen als stabiles Verhaltensmuster zu verankern - will gelernt sein.

Diese Erkenntnis ist seit Urzeiten in vielen westlichen und östlichen körperorientierten Techniken verankert. Yoga, Autogenes Training, Progressive Muskelentspannung, Chi Gong, Tai Chi Chuan und viele andere Methoden nutzen seit Urzeiten den Effekt einer bewussten Ruhepolung durch gezielte muskuläre Entspannung.

Die Fähigkeit, jederzeit zur Ruhe zu kommen, kann durch regelmäßigesTraining auf einfache Weise erlernt werden.

Muskuläre Entspannung ist am schnellsten durch eine bildhafte Vorstellung zu erreichen.

Eventuell haben Sie eine dieser Techniken bereits kennengelernt und praktizieren diese zum Training einer bewussten Entspannung und Verbesserung der Körperfitness?

Perfekt! Wenn die von Ihnen eingesetzte Technik gut funktioniert und auch im Alltag, praktikabel ist, bleiben Sie dabei und trainieren Sie diese weiter, damit es Ihnen möglich wird auch in hohen Aktivitätsphasen zur Ruhe zu kommen. Wenn Sie noch keine Technik praktizieren oder zusätzlich einen einfachen und leichten Einstieg suchen, um Ihre tägliche Belastung durch gezielte Entspannungsphasen zu verringern, dann finden Sie nachfolgend die praktische Anleitung zur Regulation von Aktivität und Ruhe im Alltag: *landing*!

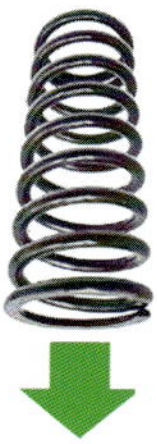

LANDING

landing wurde in jahrelanger praktischer Forschungsarbeit entwickelt, um vielen ruhesuchenden Patienten den Einstieg in das Thema ‚Entspannung im Alltag' so einfach wie möglich zu machen. Denn es gibt, wie bei jedem Training, auch bei der muskulären Entspannung Tipps und Tricks, die den Effekt der Ruhepolung schon von Anbeginn des Trainings wesentlich verbessern und damit einen schnelleren Trainingseffekt gewährleisten.
Vielleicht haben Sie schon einmal versucht in hohen Anspannungssituationen zur Ruhe zu kommen, indem Sie sich selbst suggerierten: „Nur mit der Ruhe, keine Aufregung..."? Wenn der Effekt gering war, dann könnte der Grund dafür sein, dass neben dem mangelnden Training auch Ihre innere Aufforderung nicht in der geeigneten Weise an der richtigen Schaltstelle des vegetativen Nervensystems angekommen ist.

Spannung und Entspannung sind mit emotionalen Zuständen verbunden und um diese beeinflussen zu können, sind abstrakte Begriffe ziemlich ungeeignet; am besten funktionieren in diesem Zusammenhang bildhafte Vorstellungen. In dem Moment, in dem die angestrebte Muskelentspannung mit einem klaren Bild verbunden wird, reagiert der Organismus auf diese Vor-Stellung und die Muskeln lockern sich ‚auf Zuruf'. Für den Einstieg in das Training von muskulärer Entspannung in Aktivitätsphasen hat sich ein ‚Kunstgriff' bewährt – der **‚Gravitations-Trick'**, der bereits von vielen Anwendern geschätzt wird:

Sie entLASSEN die Muskulatur in die Schwerkraft und spüren, wie das Körpergewicht deutlich spürbar wird.

Stellen Sie sich dabei die Muskulatur als elastische Gummi-Spiralfedern vor, die meistens in Anspannung sind. Wenn Sie nun die Muskeln nach unten in die Schwerkraft. ent-LASSEN und damit locker SINKEN LASSEN, richten sich die Muskel- Strukturen an der Schwerkraft aus. Dies hat zur Folge, dass Sie das Gewicht Ihres Körpers oder des entspannten Körperbereiches deutlicher spüren – Sie erleben also eine Art – ***landing.***

Mit ***landing*** entspannen Sie auf einfache Weise effizient Ihre Muskulatur und spüren bewusst Ihr Körpergewicht. Diesen Effekt kann praktisch jeder Mensch von Beginn an nachvollziehen und hat damit sofort ein gut kontrollierbares Kriterium, ob auch wirklich eine muskuläre Entspannung eintritt. Sehr häufig wird durch die verbesserte Durchblutung der Muskulatur auch ein leichtes Wärmegefühl wahrnehmbar.

Und es kommt noch besser: Es ist egal, welchen Körperteil Sie locker sinken LASSEN – der Entspannungsimpuls in einem Körperbereich breitet sich mit der Zeit generalisierend über den ganzen Körper aus. Je mehr Sie trainieren, desto schneller und umfänglicher reagiert der Organismus mit einem deutlichen Ruhiger-Werden. Mit der Zeit ist in Ihrem System die Fähigkeit, durch den Einsatz von ***landing*** auf Zuruf ‚im Trubel zur Ruhe zu kommen', verlässlich und dauerhaft verankert und Sie können jederzeit darauf zurückgreifen.

Probieren Sie ***landing*** am Besten gleich aus:

- □ Sie legen den rechten oder linken Arm auf einer Unterlage ab, LASSEN diesen locker sinken, und entlassen den Arm in die Schwerkraft.
- □ Sie beobachten Sie, wie das Gewicht des Arems auf der Unterlage spürbarer wird.

Sie bemerken, wie Ihr Arm schwerer wird? oder wie sich der Arm leichter anfühlt (beides ist möglich und gut)? wie das Gewicht auf der Unterlage spürbarer wird? wie die Muskulatur im Arm besser durchblutet wird? Perfekt, jedwede angenehme Veränderung ist gut und wird mit jedem *landing*-Einsatz deutlicher spürbar.

landing kann überall unauffällig eingesetzt werden.

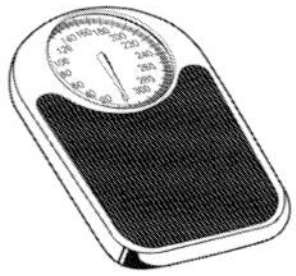

Wenn Sie ‚sehen' möchten, wie sich *landing* auswirkt, dann legen Sie Ihren Arm auf einer Personenwaage ab und LASSEN diesen dort sinken: das Eigengewicht Ihres Armes – im Durchschnitt 3 bis 4 kg – wird auf der Waage angezeigt (natürlich ohne dass Sie Druck ausüben). Das Spüren des Eigengewichtes wird für Sie mit jedem *landing*-Einsatz mehr zur Routine.

Souverän auch in Stressphasen die Ruhe zu bewahren ist langfristig für jeden machbar.

Das Gute an ***landing*** ist unter anderem, dass man sofort und in jeder Alltagssituation mit dem Training beginnen kann; denn der ***landing***-Impuls ist völlig unauffällig einsetzbar und wird von niemandem im Umfeld bemerkt. Egal ob Sie im Büro arbeiten, beim Einkaufen warten, auf der Parkbank sitzen oder mitten in einer wichtigen Verhandlung eine Pause nutzen – jede Sekunde des Tages, in der Sie *landing* einsetzen, ist eine zur Regeneration gewonnene Sekunde!

Zu Beginn wird es wahrscheinlich noch etwas schwierig, mitten in Stressphasen zur Ruhe zu kommen. Je höher Ihre Anspannung ist, desto stabiler muss Ihre ***landing***-Routine bereits sein um wirklich zur Ruhe zu kommen. Deshalb beginnen Sie Ihr Training am besten in Ruhe zu Hause und in normalen Alltagssituationen und seien Sie nett zu sich, wenn es nicht immer auf Anhieb klappt. In jeder Situation die personifizierte Ruhe in Person zu bleiben, ist ein hoher Anspruch, dessen Verwirklichung etwas dauern kann. Bis Sie die Vormachtstellung Ihres Kampf-Flucht-Zentrums eindämmen und Ihr Frontalhirn unter Stress die aktuelle Situation in den Griff bekommt, benötigen Sie Geduld und Ausdauer (siehe Kapitel 3). Wenn Sie immer wieder kleine *landing*-Impulse in Ihren Alltag einbauen, werden Sie langfristig erleben, wie Sie mit der Zeit in Stress- und Anforderungs-Situationen immer öfter souverän die Ruhe bewahren – sehr zur Verblüffung Ihrer Umgebung.

Außerdem stellen sich bei einem kontinuierlichen ***landing***-Training eine ganze Palette von weiteren positiven Effekten ein, wie

- ☐ eine dauerhaft entspannte Muskulatur;
- ☐ eine Entlastung des Kreislaufs;
- ☐ ein effizienter Einsatz Ihrer Ressourcen (die gewonnene Energie kann man gut an anderer Stelle einsetzen);
- ☐ eine immer besser werdende

Wahrnehmung dafür, wann eine Auszeit notwendig und möglich ist;

- ein besseres Gespür dafür, was Sie in Anspannung und Stress versetzt und was Ihnen gut tut.

Das „Bewusst-Lockerer-Werden“ durch ***landing*** wirkt sich also auf Dauer wohltuend auf Ihre gesamte Lebenssituation aus. Sie werden sowohl körperlich entspannter als auch mental bewusster und bemerken in zunehmendem Masse klarer, welche Dinge in Ihrem Umfeld Sie belasten und welche Sie als wohltuend empfinden. Dies eröffnet häufig Wahlmöglichkeiten, sich anders zu verhalten wodurch unangenehme Situationen entschärft werden können oder aber, falls dies nicht möglich ist, eventuell auch die Einstellung dazu veränderbar wird.

Ein wichtiges Arbeitsinstrument für ein effizientes ***landing*** -Training ist Ihre Aufmerksamkeit, also das bewusste Ausrichten Ihrer Gedanken auf einen Wahrnehmungsfokus. Im Normalfall wandern Ihre Gedanken sinnvollerweise in einem pausenlosen Strom von einem Objekt zum Anderen und ‚scannen‘ Ihr gesamtes Umfeld, Ihre Zukunft, Ihre Vergangenheit – also alles, was für Sie und Ihr Überleben momentan von Belang sein könnte. Diese Vielfalt der Gedanken ist wichtig und gut, aber auch immer mit einer aktiven Haltung verbunden.

landing fördert die Konzentrationsfähigkeit.

Wenn Sie aber zur Ruhe kommen wollen, dann ist es wichtig, auch Ihre Gedanken zur Ruhe kommen zu LASSEN. Dies wird möglich, wenn Sie Ihre Aufmerksamkeit auf einen Wahrnehmungspunkt richten und Ihre Gedanken auch dorthin gerichtet bleiben, ohne abgelenkt zu werden.

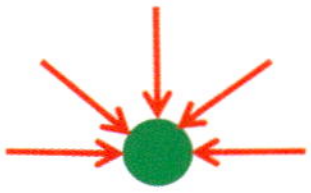

Der maximale Effekt von *landing* tritt dann ein, wenn die Aufmerksamkeit NUR auf die Entspannung der Muskulatur gerichtet bleibt.

Wenn Sie also während der Durchführung von ***landing*** über den vergangenen Tag oder die wartende Arbeit nachdenken, tritt trotz Ihres Bemühungen nur ein Bruchteil der möglichen Entspannung ein. Wenn Sie aber Ihre volle Aufmerksamkeit auf die Entspannung richten, können Sie beobachten, wie die Muskulatur durch das Sinken-LASSEN immer lockerer und das Gewicht immer mehr spürbar wird. Der Effekt von ***landing*** ist also dann

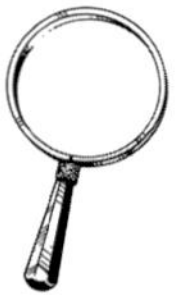

optimal, wenn die Gedanken gezielt die gesamte Zeit auf den Körperbereich fokussiert sind, den Sie entspannen möchten.

Die Fähigkeit zu fokussierter Aufmerksamkeit ist eine wichtige Basis zur effizienten Selbstregulation.

Der positive Effekt einer ‚gerichteten Aufmerksamkeit' kann dabei gar nicht hoch genug eingeschätzt werden. Denn diese Fähigkeit erlaubt es Ihnen, nicht nur langfristig gelassen und souverän zwischen Ruhephasen und Anforderungsphasen zu wählen. Mit der Zeit können Sie bei einer gut ausgeprägten Fokussierungs-Fähigkeit sogar wählen, mit welchen Gedanken Sie sich gerade beschäftigen möchten und welche Sie im Moment lieber ad acta legen möchten – eine herrliche Freiheit des Denkens, mit der sich manche Probleme momentan leichter ertragen lassen.

Haben Sie das Gefühl, dass Sie Ihre Gedanken gut im Griff haben und diese zu jeder Zeit beliebig lange auf ein Thema Ihrer Wahl richten können? Umso besser! Machen Sie vielleicht einfach eine Probe aufs Exempel:

Sehen Sie sich in Ihrer Umgebung um und richten Sie Ihre Aufmerksamkeit auf ein Objekt in Ihrem Umfeld. Wie lange können Sie sich mit der Beobachtung dieses Objektes beschäftigen, ehe Ihre Ge danken wieder abschweifen und Sie an etwas anders denken?

Wenn Sie bei diesem Experiment 30 Sekunden lang Ihre Gedanken in ruhiger Beobachtung auf ein Objekt ausrichten können, ist Ihre Fähigkeit zur Gedankenführung bereits sehr gut ausgeprägt. Falls diese schon nach fünf Sekunden abschweifen, lassen Sie sich bitte nicht entmutigen; es ist wirklich nur eine Frage des Trainings. Um den schnellstmöglichen Trainingseffekt zu erreichen, haben sich folgende beiden Einsatzarten bewährt:

- ***landing*** zwischendurch im Alltag;
- tägliches regelmäßiges ***landing***-Training, morgens und eventuell auch abends wie das tägliche Zähnputzen.

Damit Sie in möglichst kurzer Zeit die hohe Kunst der Selbstregulation von zu hoher Anspannung erlernen, finden Sie nachfolgend die Einsatzarten von *landing* näher beschrieben:

landing im Stehen

Beim täglichen ***landing***-Training im Alltag lassen Sie sukzessive Ihren ganzen Körper locker sinken und es stellt sich ein breitflächiger Bodenkontakt ein, der das gute Gefühl ‚Boden unter den Füßen zu haben' signalisiert. Zumeist ist diese Wahrnehmung mit einem Gefühl von Stabilität verbunden, das praktisch sofort eintritt, sobald Sie den Kontakt der Fußsohlen mit dem Boden spüren. Je öfter Sie sich das Gefühl gönnen – Boden unter den Füßen zu haben und sicher am Boden zu stehen – desto größer wird Ihre Fähigkeit Ruhe zu bewahren – bis Sie zum Nervenriesen geworden sind und den Unwägbarkeiten des Lebens mit größerer Gelassenheit entgegentreten können.

Bewegungsanleitung

a) ▼

Sie stehen bewusst auf den Fußsohlen, der Abstand zwischen Ihren Füssen ist etwa hüftbreit und Sie spüren den Kontakt der Fußsohlen mit dem Boden.

b) ▼

Sie richten die Aufmerksamkeit auf Ihre Arme und Schultern und entLASSEN diese in die Schwerkraft; Sie

LASSEN diese locker sinken, sodass Schultern und Arme locker hängen und deren Gewicht deutlich spürbar wird.

c) ▼

Jetzt beobachten Sie, wie das Gewicht des Oberkörpers spürbar wird und LASSEN dieses locker nach unten in die Hüfte sinken.

d) ▼ LASSEN Sie jetzt auch die Muskulatur in der Hüfte und im unteren Rückenraum bewusst locker nach unten sinken, wodurch das Körpergewicht immer weiter nach unten sinkt. Im Idealfall richtet sich dabei das Becken wie von selbst gerade - was beim Stehen an einer Wand sehr gut spürbar wird (siehe Seite 35).

e) ▼

Nun beobachten Sie, wie das Körpergewicht weiter durch die Knie

Stehen kann mit ***landing*** zum Vergnügen werden.

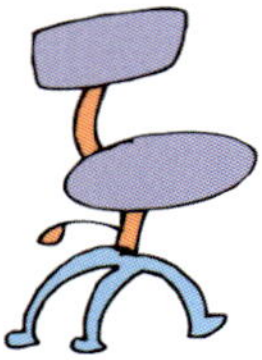

nach unten sinkt, wobei diese aus der Streckung ent-LASSEN werden wie von selbst ein paar Millimeter nachgeben. Die Knie sind also locker, ohne gebeugt oder gestreckt zu sein. Es wird spürbar, dass Sie Ihr Körpergewicht zur Gänze auf die Fußsohlen abgeben können – wo es natürlicherweise auch hingehört.

f) ▼

Jetzt spüren Sie den breitflächigen Bodenkontakt der Fußsohlen und LASSEN das gesamte Körpergewicht auf den Fußsohlen ankommen – Sie haben Boden unter den Füßen.

g) ▼

Nun richten Sie Ihre Aufmerksamkeit auf Ihre Kopfhaltung, und stellen sich vor, Sie tragen eine leichte Krone auf dem Kopf. Sie genießen das Gefühl, wie Sie sich dabei von selbst aufrichten und dennoch den Boden unter den Füssen spüren.

Oft stellt sich auch eine verstärkte Durchblutung der Hände ein, die Sie an einer leichten Marmorierung Ihrer Handflächen erkennen können.

landing im Sitzen

Ähnlich wie Stehen ist häufig auch Sitzen mit wesentlich mehr Muskelanspannung verbunden als notwendig. Wenn Sie jemandem 'gespannt' zuhören, auf dem 'Sprung' sind, 'schnell' noch einen Kaffee trinken o.ä. – Sie sind bei diesen und vielen anderen Sitzhaltungen unbewusst unter unnötig hoher körperlicher Anspannung.

Bewusst zu erleben, wie angenehm ein lockeres, aber doch aufrechtes Sitzen sein kann und dies einer eventuell notwendigen Aufmerksamkeit für das Umfeld in keiner Weise Abbruch tut, ist ein positiver Aspekt unter vielen, der bei dem regelmäßigem Einsatz von *landing* im Sitzen eintritt. Ob Sie sich in einer Besprechung langweilen, im Zug sitzen, eine Teepause machen, irgendwo warten oder mit den Kindern die Hausaufgaben durchsehen – ein kurzer Einsatz von *landing* ist immer eine genussvolle Entlastung, mit der Sie unnötig eingesetzte Energie sparen. Die Summe dieser wenigen Sekunden, die Sie in ***landing*** investieren, ergeben mit der Zeit ein gutes Energie-Polster.

Bewegungsanleitung

a) ▼

Sie sitzen locker und aufrecht auf einem Stuhl/Hocker, der idealerweise so hoch ist, dass Ihre Oberschenkel eine minimale Neigung nach unten aufweisen (*landing* funktioniert aber auch in jeder anderen Sitzhöhe).

b) ▼

LASSEN Sie Arme und Schultern locker sinken und ent-LASSEN Sie diese in die Schwerkraft; Sie beobachten, wie das Gewicht der Arme verstärkt spürbar wird und eventuell auch eine verbesserte Durchblutung in den Händen verbunden mit einem Wärmegefühl eintritt.

c) ▼

Beobachten Sie wie Sie den Oberkörper locker LASSEN. Dabei wird das Gewicht des Oberkörpers spürbar und sinkt nach unten.

d) ▼

Nun lösen Sie bewusst die Anspannung im unteren Rückenraum und LASSEN locker. Ihr Rücken wird dabei von selbst gerader und hat ein weniger ausgeprägtes Hohlkreuz (siehe Seite 35); Ihr Körpergewicht ist verstärkt auf den Sitzhöckern spürbar.

e) ▼

Geben Sie nun das Körpergewicht durch die Beine locker nach unten ab. LASSEN Sie dieses sinken und beobachten Sie, wie das Körpergewicht verstärkt auf den Fußsohlen spürbar wird.

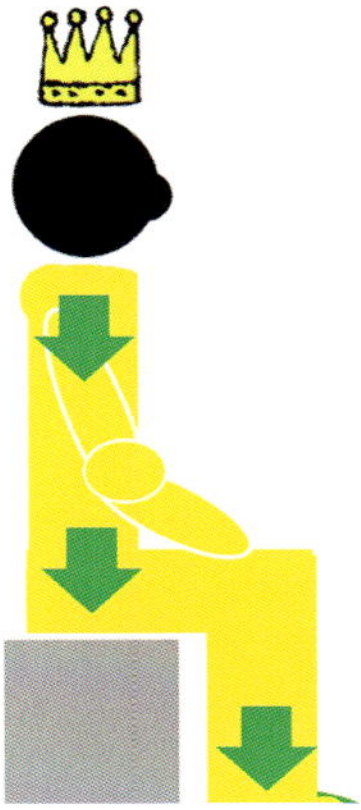

f) ▼

Sie spüren, wie das Körpergewicht auf den Fußsohlen angekommen ist und Sie den breitflächigen Bodenkontakt Ihrer Fußsohlen deutlich wahrnehmen.

g) ▼

Richten Sie Ihre Aufmerksamkeit auf Ihre Kopfhaltung, und stellen Sie sich vor, Sie tragen eine leichte Krone auf dem Kopf. Sie genießen das Gefühl einer aufrechten Haltung mit dem bewussten Kontakt zu Sitzfläche und Fußsohlen.

Lange Wartezeiten können mit ***landing*** gut genutzt werden.

landing im Liegen

Mit ***landing** im Liegen* sind Sie im Handumdrehen wieder fit!

landing im Liegen erlaubt naturgemäß die größtmögliche Entspannung der Muskulatur und wird dadurch oft auch als die genussvolle Pause eingesetzt. Suchen Sie sich ein ruhiges Plätzchen, wo Sie sich ungestört ausstrecken können, wobei am Anfang eine relativ harte Unterlage (Matte oder Teppich) ein besseres Spüren der Entspannung ermöglichen kann. Im Bett entspannen geht natürlich genauso gut und ist überaus genussvoll und eignet sich auch wunderbar als Einschlaf-Hilfe.

Bewegungsanleitung

a) ▼

Legen Sie sich auf den Rücken, die Arme liegen weiträumig ausgestreckt und locker neben dem Körper. Falls Sie diese Position nicht als angenehm empfinden, wählen Sie jede beliebige andere Lage, die für Sie bequem ist. Stellen Sie auch ruhig die Beine an oder legen diese auf ein vor ihnen befindliches Sofa/ einen Stuhl und nehmen Sie sich bei Bedarf ein Kissen und/ oder eine Decke, um es sich ganz gemütlich zu machen. Ihre Augen können Sie nach Belieben schließen oder offen lassen.

b) ▼

LASSEN Sie bewusst das rechte Bein locker sinken und beobachten Sie, wie dessen Gewicht verstärkt auf der Unterlage spürbar wird.

c) ▼

LASSEN Sie bewusst auch das linke Bein locker sinken, und beobachten Sie, wie auch dessen Gewicht verstärkt auf der Unterlage spürbar wird.

d) ▼

Lösen Sie bewusst die Anspannung in der Körpermitte, indem Sie sich im Becken- und Bauchraum locker auf die Unterlage sinken LASSEN (so, als ob Sie in eine weiche Auflage einsinken würden) und beobachten Sie, wie das Gewicht des Hüftbereiches auf der Unterlage verstärkt spürbar wird.

e) ▼

LASSEN Sie den linken Arm locker sinken, und beobachten Sie, wie dessen Gewicht verstärkt auf der Unterlage spürbar wird.

f) ▼

LASSEN Sie auch den rechten Arm locker sinken, und beobachten Sie, wie auch dessen Gewicht verstärkt auf der Unterlage spürbar wird.

g) ▼

Beobachten Sie, wie Sie den Oberkörper locker sinken LASSEN und dessen Gewicht breitflächig, über den gesamten Körper verteilt, auf der Unterlage spürbar wird.

h)

Richten Sie Ihre Aufmerksamkeit auf die Auflagepunkte des Kopfes und LASSEN Sie Kopf und Gesicht, auch im Kieferbereich locker SINKEN. Beobachten Sie, wie Sie das Gewicht des Kopfes verstärkt auf der Unterlage spüren.

i)

Sie nehmen nun deutlich das gesamte Körpergewicht mit einem breitflächigen Kontakt auf der Unterlage wahr und genießen das allmähliche zur Ruhe kommen.

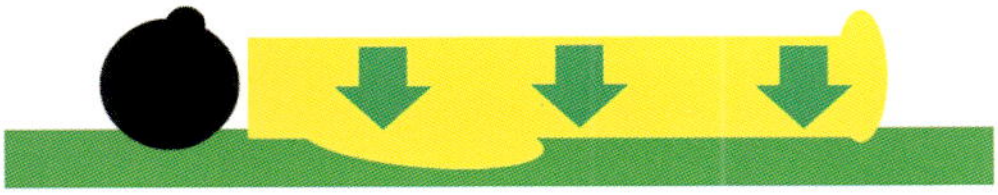

Praxis-Tipp:

Falls Sie beobachten möchten, ob Ihr Rücken bei ***landing*** gerade bleibt, setzen oder stellen Sie sich einfach mit dem Rücken zur Wand. Dann spüren Sie sehr gut, wie Ihr Rücken beim los-LASSEN im Beckenraum gerader wird, indem sich das Hohlkreuz verringert. Ideal ist Ihre Beckenstellung, wenn die (imaginäre) ‚Hosennaht' parallel zur Wand verläuft und Ihr Rücken in Gänze die Wand berührt.

landing Kurzform

*Mit **landing** dem Stress im Alltag Paroli bieten.*

landing als Kurzform können Sie jederzeit und in jeder Situation einsetzen – je öfter desto besser. Probieren Sie aus, welche Aufmerksamkeitspunkte bei Ihnen am schnellsten und besten funktionieren und variieren Sie deren Reihenfolge nach Belieben. Mit der Zeit spüren Sie gut die generalisierende Wirkung, bei der sich die Entspannung über den gesamten Organismus ausbreitet. Mit der Zeit benötigen Sie nur noch einen Aufmerksamkeitspunkt – und schon sind Sie weitgehend entspannt!

landing-im-Alltag im STEHEN

- Körpergewicht locker sinken LASSEN und den breitflächigen Bodenkontakt der Fußsohlen spüren.

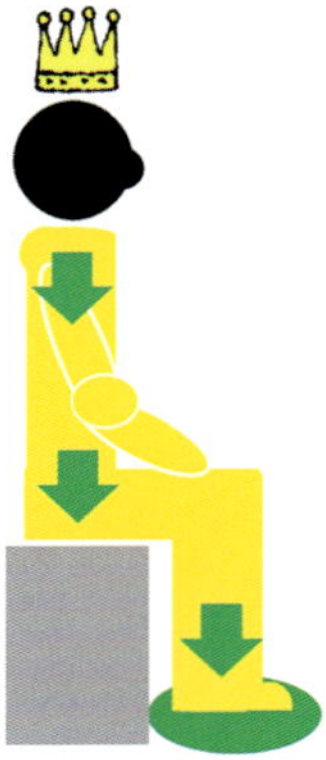

landing-im-Alltag im SITZEN

- Körpergewicht locker sinken LASSEN und in die Schwerkraft entlassen und den flächigen Kontakt mit der Sitzfläche und den Bodenkontakt der Fußsohlen spüren.

landing Kurzform im Alltag

Um die selbstbestimmte Ruhepolung auch in größter Hektik einzusetzen und damit den täglichen Anforderungen jederzeit Paroli bieten zu können, benötigen Sie die Fähigkeit, mit ***landing*** in wenigen Sekunden eine spürbare Wirkung zu erzielen. Diese Fähigkeit ist nicht auf Anhieb vorhanden, sondern benötigt je nach Naturell einige Wochen bis Monate des täglichen Trainings bis das neuronale *landing*-Muster gut vernetzt ist.

landing als Kurzform ist im Stehen und im Sitzen jederzeit unauffällig im Alltag einsetzbar. Je öfter Sie *landing* im Alltag integrieren, desto schneller werden Sie ‚auf Zuruf' ruhiger – Sie sitzen schon lange am PC, Sie warten, bis Ihr Verhandlungspartner kommt, Sie halten an der roten Ampel, Sie warten an der Kasse, Ihr Zug hat Verspätung – es gibt unendlich viele Augenblicke im Alltag, in denen Sie einige Sekunden zum kurzen *landing*-Einsatz erübrigen kann.

Mit der Zeit wird ***landing*** zur Gewohnheit und Sie gönnen sich immer wieder Mini-Auszeiten i, durch die Sie dem weiteren Alltagsstress wieder gelassener entgegensehen.

Um langfristig das archaische Muster ‚ich muss bei jeder Anforderung solange aktiv sein, bis diese erledigt ist' gezielt durchbrechen zu können, ist es notwendig, täglich eine Trainingsphase von wenigen Minuten in einer ruhigen Umgebung – am besten morgens im Badezimmer – einzuplanen, bei der Sie *landing* im Stehen oder im Sitzen praktizieren und mit den langsamen und sanften *moving*-Bewegungen kombinieren. Damit verankern Sie das Verhaltensmuster – selbstbestimmte Ruhepolung – verlässlich in Ihrem Handlungsrepertoire und können langfristig im Alltag auch bei hohen Anforderungen darauf zurückgreifen. Die Qualität der Entspannung wird immer besser, wenn Sie Tag für Tag Ihr Aktivitätsniveau gezielt normalisieren, und Sie sorgen dafür, dass Ihr Aktivitätsniveau erst gar nicht zu hoch wird.

landing-
Training ist ab 10 Sekunden wirksam.

Praxis-Tipp:

Energieampel-Check:
Mit dem kontinuierlichen Einsatz von ***landing*** sind Sie in kurzer Zeit in der Lage, den Füllungsgrad Ihres Energietanks präziser einzuschätzen und zu spüren, ob Ihre Energieampel auf GRÜN, GELB oder ROT steht.

Kapitel 2
WIE?

Teil B
moving – weitere Bewegungsreihen

Liebe Leserinnen und liebe Leser, Sie haben in diesem Buch bisher das moving-Element ***landing*** *kennengelernt, also gezielte muskuläre Entspannung ohne Bewegung, die im Alltag jederzeit unauffällig zur Ruhepolung eingesetzt werden kann. Dieses Element von moving wurde in den Band 2 aufgenommen, da sich dieses in der Praxis so gut bewährt hat, dass wir es Ihnen nicht vorenthalten wollten.*

Nachfolgend wird das schon in *moving*-Band 1 begonnene Bewegungskonzept *moving* – sanfte, langsame und lockere Bewegung – in bewährter Weise fortgesetzt. Die zweifache Wirkung von *moving*

- □ effiziente Verbesserung der Beweglichkeit und
- □ effiziente Entspannung und Ruhepolung!

wird bereits von vielen Anwendern geschätzt. Mit der Erweiterung des *moving*-Bewegungsangebotes folgen wir dem Wunsch vieler Leser, zusätzlich zu *moving* als Rückenprävention auch noch weitere, einfach praktikable Bewegungen an die Hand zu bekommen, um auf ‚*moving*-Art' gesund zu bleiben und die Mobilität einzelner Körperbereiche zu verbessern. Wir haben folgende drei Bewegungsreihen für den erweiterten Einsatz von *moving* ausgewählt:

- □ Verstärkung von ***landing*** *und* sanfte Aktivierung der Gelenke
- □ Verbesserung der Beweglichkeit im Schulterbereich
- □ Verbesserung der Beweglichkeit im Hüftbereich.

Wie immer beim Einsatz von *moving* gilt auch für diese Bewegungsreihen folgende Art und Weise der Durchführung:

Die moving-Bewegungen werden immer sanft, locker und mit minimalem Energieaufwand durchgeführt und nur soweit diese gut tun.

Viele Anwender beobachten bei dem regelmäßigen Einsatz von *moving*, dass die Bewegungen immer leichter fallen und in einer immer gleichmäßigeren, fließenden Art durchgeführt werden können. Dies ist das natürliche Ergebnis der Aufmerksamkeit auf die Ausführung der Bewegungen, die bei *moving* immer notwendig ist um sich auch wirklich locker und langsam zu bewegen. Sie beobachten dann, wie Sie mit weniger Kraft wesentlich bessere Dehnungsergebnisse erzielen und erleben körperlich, je mehr Sie bei der Bewegung losLASSEN, also je passiver Sie die Dehnung gestalten, desto besser ist der Mobilisierungseffekt und desto angenehmer und wohltuender empfinden Sie die Durchführung.

Bei moving gilt also die Prämisse:

Je weniger Kraft Sie für die *moving*-Bewegungen einsetzen, desto angenehmer und effizienter wird deren Ausführung.

Die Tatsache, dass man bei *moving* mit weniger Aufwand mehr erreicht, ist für manche Menschen gewöhnungsbedürftig. Aber die täglich erlebte positive Erfahrung: „Je weniger Kraft ich einsetze, desto beweglicher werde ich", überzeugt auf Dauer auch kritische Gemüter und fördert auf diese Weise die Motivation, *moving* regelmäßig in den Tagesablauf zu integrieren. Denn der regelmäßige Einsatz von *moving* lässt durch die lockere und langsame Bewegung langfristig jede Sehne wieder zur ursprünglichen Länge zurückkehren. Auch viele Jahre unbenutzte Sehnen und Bänder können bei langsamer und sanfter Aktivierung in jedem Lebensalter wieder elastisch werden und sich Ihrer ursprüngliche Länge wieder annähern – in welchem Alter Sie auch immer beginnen.

Lassen Sie sich nicht entmutigen, wenn Sie zu Beginn nicht einmal in die Nähe der angestrebten Beweglichkeit kommen – jeder Zentimeter einer verbesserten Beweglichkeit ist ein Gewinn! Auch wenn dieser Zentimter sich erst nach einigen Wochen einstellt – bleiben Sie dran, es lohnt sich!

Hinweis

*Es hat sich bewährt, die Bewegungsabläufe mit einer kurzen **landing**-Sequenz zu beginnen und diese auch wieder mit einer kurzen **landing**-Sequenz zu beenden. Diese **landing**-Sequenz wird in den nachfolgenden Anleitungen am Anfang und am Ende jedes Bewegungsablaufes durch einen grünen Pfeil symbolisiert.*

moving Reihe 1:
landing verstärken / Gelenke sanft aktivieren

1 Auf den Fußsohlen kreisen

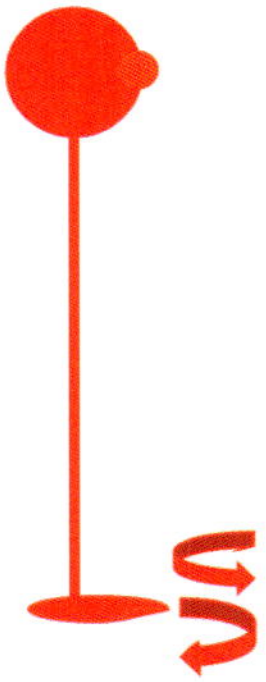

- ☐ *landing*
- ☐ **Gewicht verlagern:** Jetzt verlagern Sie ganz sanft das Gewicht in Richtung Zehen
- ☐ **Auf den Fußsohlen kreisen:** LASSEN das Gewicht an der Innenkante des linken und an der Außenkante des rechten Fußes in Richtung Fersen wandern um dann auf der Innenkante des rechten und der Außenkante des linken Fußes das Gewicht wieder zurück zu den Zehen zu verlagern. Auf diese Weise bewegen Sie sich auf Ihren Fußsohlen in einem Kreis; Sie bleiben dabei aufrecht und bewegen den gesamten Körper sanft im Kreis.
- ☐ Kreisen Sie sanft und langsam auf den Fußsohlen nach links und nach rechts, solange Sie dies als angenehm empfinden
- ☐ *landing*

2 Hüft-Kreisen

☐ *landing*

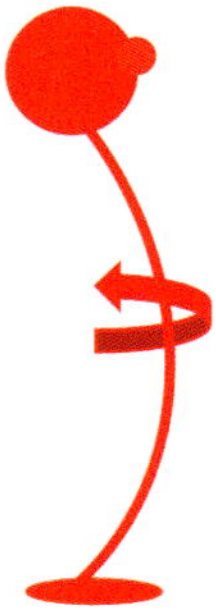

☐ **Becken nach rechts kreisen:** Sie LASSEN das Becken sanft nach rechts sinken soweit Sie dies als angenehm empfinden und beobachten, wie sich dabei die Wirbelsäule von selbst in die Gegenrichtung neigt (ähnlich wie bei der Palme).

☐ **Becken weiter nach vorne kreisen:** Jetzt LASSEN Sie das Becken in einem Bogen nach vorne sinken und beobachten, wie sich dabei die Wirbelsäule von selbst der Bewegung anpasst und etwas nach rückwärts neigt (ähnlich wie bei der Medaille – Rückbewegung).

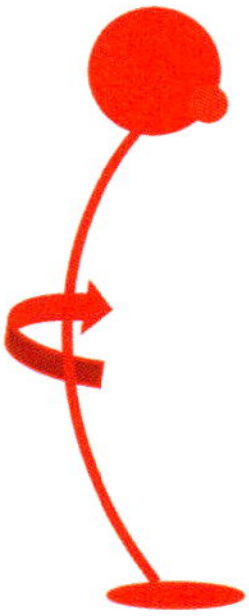

☐ **Becken weiter nach links kreisen:** Dann setzen Sie die Kreisbewegung der Hüfte fort und LASSEN das Becken sanft nach links sinken soweit Sie dies als angenehm empfinden (ähnlich wie bei der Palme) und beobachten, wie sich dabei die Wirbelsäule von selbst in die Gegenrichtung neigt.

☐ **Becken weiter nach rückwärts kreisen:** Nun schließt sich der Kreis und Sie bewegen sich wieder in die Ausgangsstellung zurück, wobei sich die Wirbelsäule der Bewegung anpasst und leicht nach vorne neigt (ähnlich wie bei der Medaille – Vorbewegung).

☐ Bewegen Sie nun das Becken solange sanft im Kreis, wie Sie dies als angenehm empfinden.

☐ *landing*

3 Schulter-Kreisen

☐ *landing*

☐ **Linke Schulter:** Sie LASSEN beide Arme und Schultern locker und bewegen die linke Schulter sanft in einer Kreisbewegung nach vor, nach oben, nach rückwärts und wieder zurück. LASSEN Sie die Schulter in die entgegengesetzte Richtung kreisen, indem Sie die Bewegung nach rückwärts beginnen.

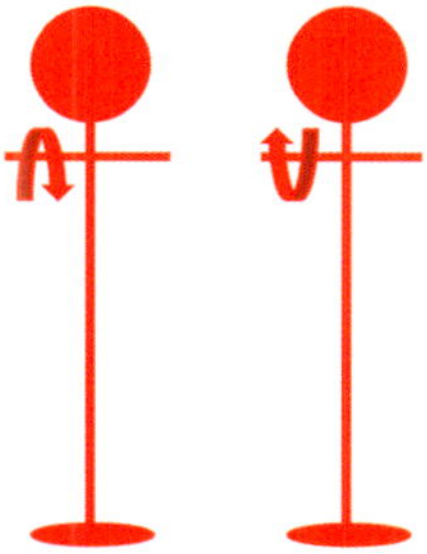

Bewegen Sie die Schulter solange sanft im Kreis, wie Sie dies als angenehm empfinden.

☐ **Rechte Schulter:** Sie LASSEN beide Arme und Schultern locker und bewegen die rechte Schulter sanft in einer Kreisbewegung nach vor, nach oben, nach rückwärts und wieder zurück. LASSEN Sie die Schulter in die entgegengesetzte Richtung kreisen, indem Sie die Bewegung nach rückwärts beginnen.

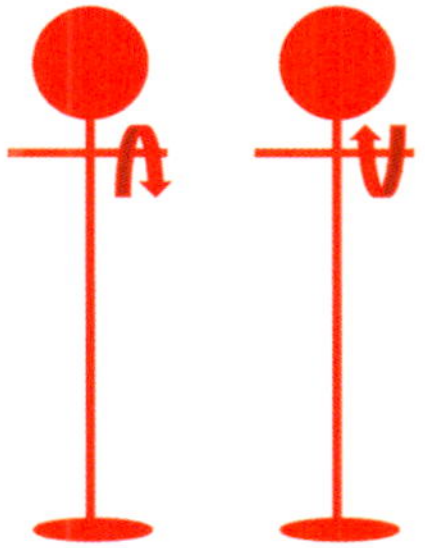

Bewegen Sie die Schulter solange sanft im Kreis, wie Sie dies als angenehm empfinden.

☐ **beide Schultern:** Sie LASSEN beide Arme und Schultern locker und beginnen beide Schultern sanft in einer Kreisbewegung nach vor, nach oben, nach rückwärts und dann wieder zurück zu bewegen. Dann bewegen Sie beide Schultern in die andere Richtung, indem Sie die Bewegung mit beiden Schultern nach rückwärts beginnen.

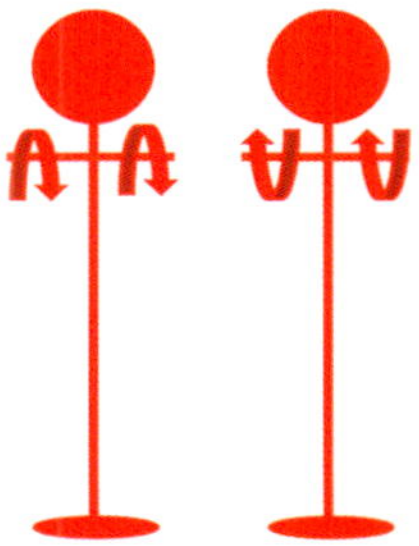

Bewegen Sie die Schulter solange sanft im Kreis, wie Sie dies als angenehm empfinden.

☐ *landing*

4 Kopf drehen

☐ *landing*

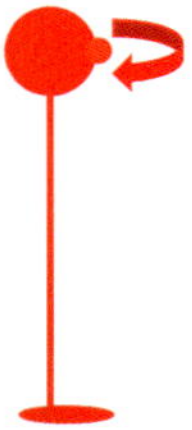

☐ **Kopf nach rechts drehen:** Sie bewegen den Kopf langsam und sanft nach rechts und sehen so weit wie möglich über die rechte Schulter. Drehen Sie den Kopf, soweit diese Bewegung gut tut, aber jedenfalls bis Sie in der Schulter- und Nackenmuskulatur eine leichte Spannung verspüren – das ist eine wunderbare Eigenmassage der Schulter-und Nackenmuskulatur.

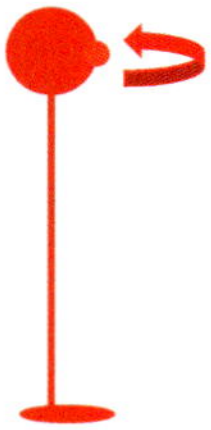

☐ **Kopf nach links drehen:** Sie bewegen den Kopf langsam und sanft nach links und sehen so weit wie möglich über die linke Schulter. Drehen Sie den Kopf, soweit diese Bewegung gut tut, aber jedenfalls bis Sie in der Schulter- und Nackenmuskulatur eine leichte Spannung verspüren.

☐ Sie bewegen den Kopf langsam und sanft wieder zur Mitte zurück.

☐ Bewegen Sie nun den Kopf solange sanft nach links und rechts, wie Sie dies als angenehm empfinden, am Besten ca. 15 mal.

☐ *landing*

Anmerkung

In *Band 1 – moving macht den Rücken fit – sind die vier Basisbewegungen – KRONE – MEDAILLE – PALME – SCHRAUBE im Stehen, Sitzen und Liegen dargestellt, um die Rückenbeweglichkeit zu fördern.*

*Nachfolgend ist diese Übungsreihe – KRONE – MEDAILLE – PALME – SCHRAUBE im Stehen zur Verbesserung der Schulterbeweglich*keit beschrieben.

moving Reihe 2: Schultern mobilisieren

Führen Sie die nachfolgenden Dehnbewegungen nur soweit aus, wie Sie dies als angenehm empfinden. Halten Sie die Endposition 10 bis 20 Sekunden oder solange Sie dies möchten mit der minimal möglichen Anspannung, denn je lockerer Sie in der Endposition bleiben, desto effizienter ist die Dehnung!

1 KRONE – mit Armen oben

□ *landing*

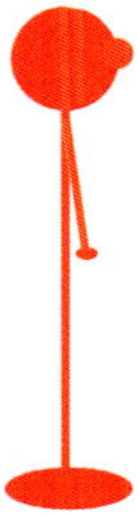

□ **Hände verschränken:** Sie richten die Aufmerksamkeit auf Ihre Arme und Schultern und ent-LASSEN diese locker in die Schwerkraft, so dass Sie das Gewicht Ihrer Arme deutlich spüren und diese locker nach unten hängen. Dann verschränken Sie locker die Hände und drehen die verschränkten Hände um, sodass die Handflächen zum Boden gerichtet sind. LASSEN Sie nun Hände und Arme locker, sodass Sie deren Gewicht spüren.

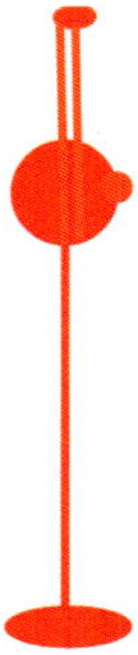

□ **Arme heben:** Jetzt heben Sie locker die Arme, soweit es gut tut; falls es Ihnen ohne Anstrengung oder Schmerzen möglich ist, bewegen Sie die Arme so hoch, dass Ihre Oberarme auf der Höhe der Ohren sind und Ihre Handflächen in Richtung Decke gerichtet sind. Beide Schultern bleiben locker und sind nicht nach oben gezogen. Sie spüren immer noch den breitflächigen Bodenkontakt und haben Boden unter den Füßen.

▶

1 KRONE – mit Armen oben (Fortsetzung)

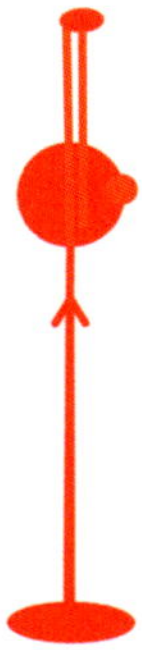

□ **Streckung:** Sie strecken sich von den Fußsohlen beginnend nach oben und es werden

▷ die Fußgelenke länger
▷ die Kniegelenke länger
▷ die Hüftgelenke länger
▷ Wirbel für Wirbel wird die Wirbelsäule auseinandergezogen

und Sie strecken die Arme nach oben, trotzdem die Schultern locker bleiben und halten die Position etwa 10 – 30 Sekunden.

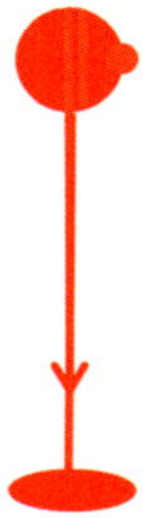

□ **Sinken LASSEN:** Sie LASSEN Ihre Arme langsam wieder nach unten sinken, während Sie jetzt Ihr Körpergewicht langsam wieder durch die Wirbelsäule, durch die Hüfte, durch die Kniegelenke zu den Fußsohlen nach unten sinken LASSEN, bis Sie wieder Boden unter den Füßen spüren.

□ ⬇ *landing*

2 MEDAILLE – mit Armen rückwärts verschränkt

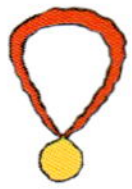

Bitte führen Sie folgende Dehnungsübungen immer sanft und locker aus und immer nur so weit es gut tut – besonders, wenn Sie bereits Rückenbeschwerden haben. Durch ein zu angestrengtes Ausführen dieser Bewegung können bereits vorhandene Rückenprobleme aktiviert werden.

□ *landing*

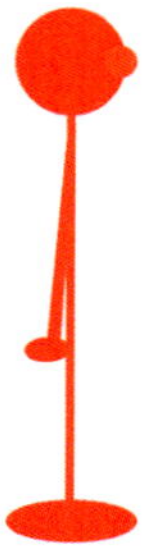

□ **Arme rückwärts verschränken:** Sie ent-LASSEN Arme und Schultern locker in die Schwerkraft, so dass Sie das Gewicht Ihrer Arme deutlich spüren und diese locker nach unten hängen. Sie verschränken jetzt leicht die Hände hinter dem Rücken.

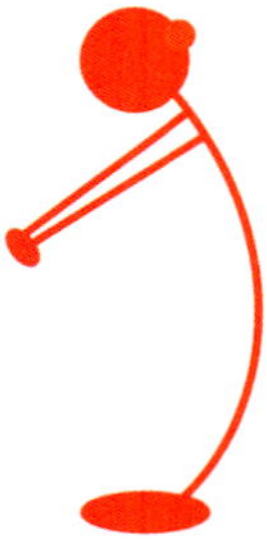

□ **nach rückwärts beugen:** Sie verlagern Ihr Gewicht jetzt leicht auf die Ballen und bewegen die Arme in Richtung Kopf. Dabei LASSEN das Becken leicht nach vorne sinken soweit es gut tut. Sie spüren, wie sich dabei Ihr Brustraum dehnt. Halten Sie diese Position, solange Sie diese als angenehm empfinden.

□ **zur Mitte zurück:** Jetzt bewegen Sie sich, vom Becken beginnend, langsam in Richtung Mitte, bis Sie gerade stehen; Sie LASSEN die Arme wieder locker seitlich hängen.

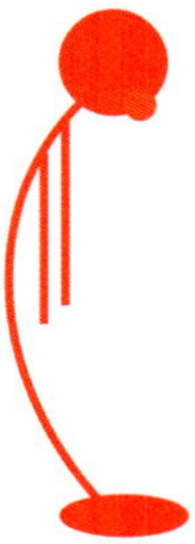

□ **nach vorne beugen:** Jetzt wird Ihr Rücken rund und Sie ent-LASSEN Kopf, Schultern und Arme in die Schwerkraft (wie bei der Medaille moving Band 1). Sie rollen jetzt Wirbel für Wirbel nach unten ab, solange Sie dies als angenehm empfinden.

□ **zur Mitte zurück:** Jetzt bewegen Sie sich vom Becken beginnend langsam in Richtung Mitte und der Oberkörper richtet sich auf bis Sie wieder gerade stehen.

□ *landing*

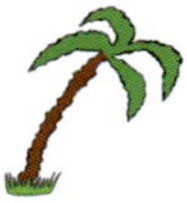

3 PALME - mit Armen oben

☐ *landing*

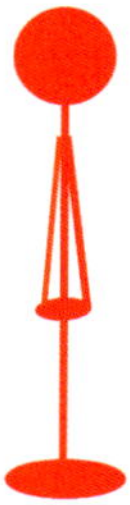

☐ **Hände vor dem Körper verschränken:** Sie richten die Aufmerksamkeit auf Ihre Arme und Schultern und ent-LASSEN diese locker in die Schwerkraft, so dass das Gewicht Ihrer Arme deutlich spürbar wird und Sie wahrnehmen, wie Schulter und Arme locker nach unten hängen. Dann verschränken Sie locker die Hände und drehen diese um, so dass die Handflächen zum Boden hin gerichtet sind. LASSEN Sie Hände und Arme locker, sodass Sie deren Gewicht spüren.

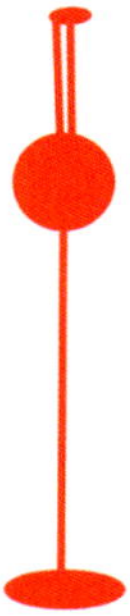

☐ **Arme heben:** Jetzt heben Sie locker die Arme, soweit es Ihnen gut tut; die Endstellung der Arme ist, falls es Ihnen ohne Schmerzen möglich ist, auf der Höhe der Ohren und Ihre Handflächen sind in Richtung Decke gerichtet. Beide Schultern bleiben locker und sind nicht nach oben gezogen. Sie spüren aber immer noch den breitflächigen Bodenkontakt und haben immer noch Boden unter den Füßen.

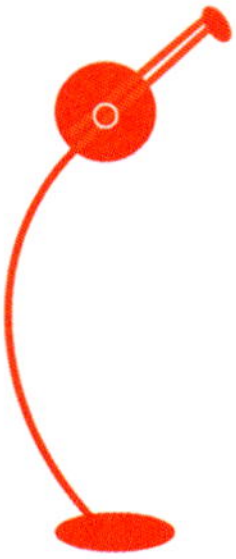

☐ **Beugung nach rechts:** Verlagern Sie nun Ihr Körpergewicht sanft auf die Außenkante Ihres rechten Fußes bzw. die Innenkante Ihres linken Fußes. LASSEN Sie dabei Ihr Becken nach rechts sinken, so dass sich das Gewicht von selbst auf den rechten Fuß verlagert. Nun neigen Sie den Oberkörper in die entgegengesetzte Richtung, also nach links, solange Ihnen dies gut tut. Die Schultern bleiben locker - Sie können bei dieser Bewegung die sanfte Neigung einer Palme im Wind sehr deutlich nachvollziehen.

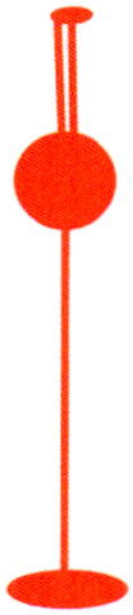

□ **zur Mitte zurück:** Bewegen Sie das Becken wieder sanft zur Mitte zurück, wobei sich Ihr Körpergewicht wieder gleichmäßig auf die Fußsohlen verteilt, während sich Ihr Oberkörper von selbst Wirbel für Wirbel wieder aufrichtet, bis Sie sich wieder in der aufrechten Stellung befinden.

□ **Beugung nach links:** Verlagern Sie jetzt Ihr Körpergewicht sanft auf die Außenkante Ihres linken Fußes bzw. die Innenkante Ihres rechten Fußes. Lassen Sie dabei Ihr Becken nach links sinken, so dass sich das Gewicht von selbst auf den linken Fuß verlagert. Nun neigen Sie den Oberkörper in die entgegengesetzte Richtung, also nach rechts, solange Ihnen dies gut tut. Die Schultern bleiben locker - Sie können bei dieser Bewegung die sanfte Neigung einer Palme im Wind sehr deutlich nachvollziehen.

□ **zur Mitte zurück:** Bewegen Sie nun das Becken sanft zur Mitte zurück, wobei sich Ihr Körpergewicht wieder gleichmäßig auf die gesamten Fußsohlen verteilt, während sich Ihr Oberkörper von selbst Wirbel für Wirbel wieder aufrichtet, bis Sie sich wieder in der aufrechten Stellung befinden.

□ ⬇ *landing*

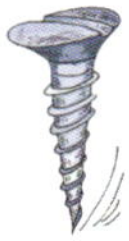

4 SCHRAUBE mit Armen oben

☐ *landing*

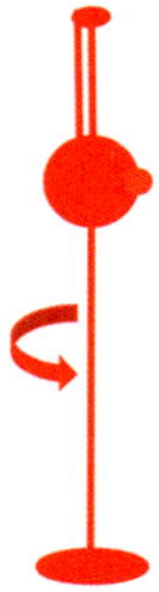

☐ **Drehung nach links:** Ihre Arme sind noch nach oben gerichtet. Ihre Füße bleiben bei der nun folgenden Drehung immer locker und breitflächig auf dem Boden. Drehen Sie erst das Becken, dann Oberkörper, Schultern und Kopf locker und langsam nach rechts, so dass Sie soweit wie möglich über die rechte Schulter sehen. Die Wirbelsäule bleibt dabei gerade, ähnlich einer flexiblen Schraube, die sanft etwa eine halbe Umdrehung nach oben gedreht wird. Die Arme bleiben locker nach oben gestreckt, die Schultern locker.

☐ **zur Mitte zurück:** Wenn Sie jetzt im unteren Beckenraum locker LASSEN, können sie beobachten, wie Becken, Oberkörper und Kopf wie von selbst zur Mitte sanft und langsam zurückschwingen. Die Wirbelsäule ist wieder gerade und Sie stehen wieder aufrecht mit der Krone auf dem Kopf.

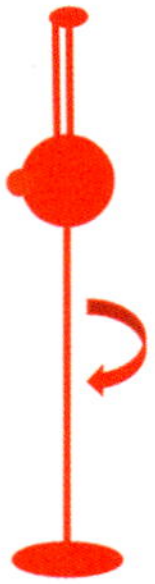

☐ **Drehung nach rechts:** Ihre Füße bleiben weiterhin locker und breitflächig auf dem Boden. Drehen Sie erst das Becken, dann Oberkörper, Schultern und Kopf locker und langsam nach rechts, so dass Sie soweit wie möglich über die rechte Schulter sehen. Die Wirbelsäule bleibt dabei gerade, ähnlich einer flexiblen Schraube, die sanft etwa eine halbe Umdrehung nach oben gedreht wird. Die Arme bleiben locker gestreckt.

☐ **zur Mitte zurück:**
Wenn Sie jetzt im Becken locker LASSEN, können Sie beobachten, wie Becken, Oberkörper und Kopf wie von selbst sanft und langsam zur Mitte zurückschwingen.

☐ *landing*

moving Reihe 3: Becken mobilisieren

Diese Bewegungsreihe im Liegen können Sie genussvoll morgens im Bett praktizieren. Die Dehn- und Streck-Bewegungen ergänzen die in Band 1 beschriebenen moving-Bewegungen für den Rücken und aktivieren den Organismus ganzheitlich für den Tag.

1 Fersen schieben und Becken mobilisieren

- □ *landing*

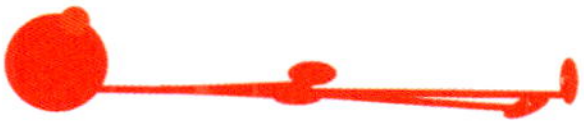

- □ **Rechte Ferse schieben:** Richten Sie Ihre Aufmerksamkeit auf das rechte Bein und bewegen Sie die Zehen in Richtung Kopf und die Ferse in die Gegenrichtung, als ob Sie mit den Fußsohlen etwas wegschieben würden. LASSEN Sie das andere Bein locker liegen und auch im Becken locker. Halten Sie die Spannung etwas und LASSEN Sie dann wieder locker.

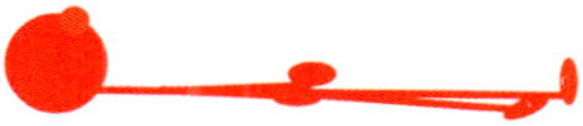

- □ **Linke Ferse schieben:** Richten Sie Ihre Aufmerksamkeit auf das linke Bein und bewegen Sie die Zehen in Richtung Kopf und die Ferse in die Gegenrichtung, als ob Sie mit den Fußsohlen etwas wegschieben würden. LASSEN Sie im Becken locker und auch das andere Bein locker liegen. Halten Sie die Spannung etwas und LASSEN Sie dann wieder locker.

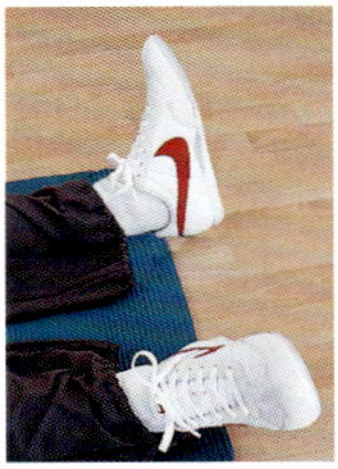

- □ Machen Sie diese Bewegung einige Male mit beiden Fersen abwechselnd solange Sie diese als angenehm empfinden.
- □ *landing*

2 Beine anwinkeln und dehnen

- ☐ *landing* im Liegen

- ☐ **Rechtes Bein anwinkeln:** Winkeln Sie Ihr rechtes Bein an, umfassen Sie dieses locker mit den Händen und dehnen Sie dieses leicht in Richtung Brustkorb. LASSEN Sie dabei das andere Bein locker auf der Unterlage liegen.

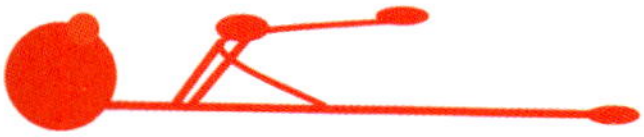

- ☐ **linkes Bein anwinkeln:** Winkeln Sie Ihr linkes Bein an, umfassen Sie dieses locker mit den Händen und dehnen Sie dieses leicht in Richtung Brustkorb. LASSEN Sie dabei das andere Bein locker auf der Unterlage liegen.

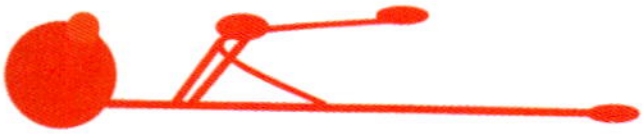

- ☐ **beide Beine anwinkeln:** Winkeln Sie nun beide Beine an, umfassen Sie diese locker mit den Händen und dehnen Sie diese leicht in Richtung Brustkorb. LASSEN Sie dabei im Becken locker, so dass Sie mit der Dehnung eine optimale Wirkung erzielen.

- ☐ Halten Sie die Dehnung nun so lange Sie dies als sinnvoll empfinden, aber auf jeden Fall 10-20 Sekunden.

- ☐ *landing* im Liegen

3 Beine anwinkeln und nach außen dehnen

- ☐ *landing* im Liegen.

- ☐ **beide Beine anwinkeln und nach außen dehnen:** Winkeln Sie nun beide Beine an und umfassen Sie diese locker mit den Händen. LASSEN Sie beide Beine nach außen fallen soweit es gut tut und dehnen Sie dann diese leicht nach außen.

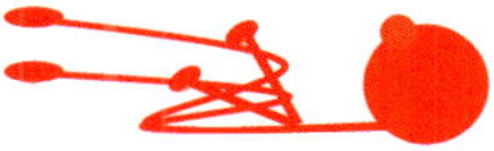

- ☐ Halten Sie die Dehnung nun so lange Sie dies als sinnvoll empfinden, aber auf jeden Fall 10-20 Sekunden.

- ☐ *landing* im Liegen

4 Beine gerade über Kopf dehnen

- ☐ *landing* im Liegen.

- ☐ **Rechtes Bein dehnen:** Heben Sie Ihr rechtes Bein in Richtung Kopf, umfassen Sie dieses locker mit den Händen (oder nehmen Sie ein Handtuch zur Hilfe) und dehnen Sie dieses so gestreckt, wie dies ohne Schmerzen möglich ist, leicht in Richtung Kopf. LASSEN Sie dabei das andere Bein locker auf der Unterlage liegen.

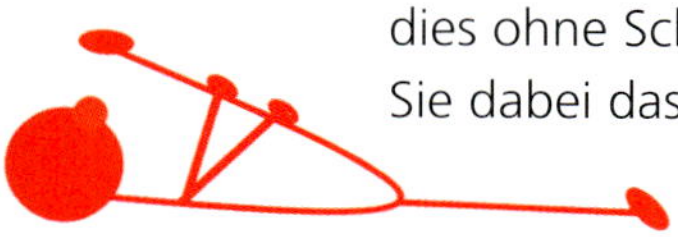

- ☐ **Linkes Bein dehnen:** Heben Sie Ihr linkes Bein in Richtung Kopf, umfassen Sie dieses locker mit den Händen (oder nehmen Sie ein Handtuch zur Hilfe) und dehnen Sie dieses so gestreckt, wie dies ohne Schmerzen möglich ist, leicht in Richtung Kopf. LASSEN Sie dabei das andere Bein locker auf der Unterlage liegen.

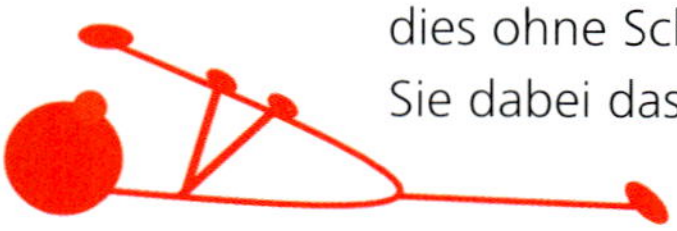

- ☐ **beide Beine dehnen:** Heben Sie nun beide Beine an, umfassen Sie diese locker mit den Händen (oder nehmen Sie ein Handtuch zur Hilfe) und dehnen Sie diese so gestreckt, wie dies ohne Schmerzen möglich ist, leicht in Richtung Kopf. Wenn Sie dabei im Becken locker LASSEN, bemerken Sie sofort, wie die Dehnung leichter ein treten kann.

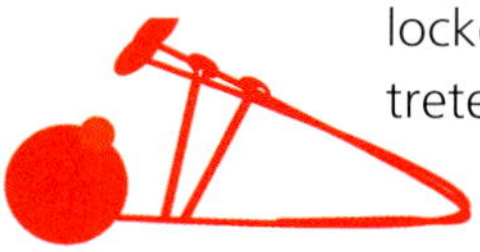

- ☐ Halten Sie die Dehnung nun so lange Sie dies als angenehm empfinden. Bei einem beginnenden Kribbeln die Bewegung bitte sofort beenden.

- ☐ *landing* im Liegen

Es gibt unendlich viele Möglichkeiten, die Beweglichkeit zu fördern und jede Art und Weise hat andere Wirkungsschwerpunkte. Die drei in diesem Kapitel beschriebenen Bewegungsreihen wurden als nächster Schritt zu einer ganzkörperlichen Beweglichkeit ausgewählt.

Gönnen Sie sich täglich, Ihren Bewegungsapparat mit *landing, den moving*-Bewegungen aus Band 1 (*moving – macht den Rücken fit* im Stehen, Sitzen und Liegen) und den Bewegungsreihen aus diesem *moving*-Band zu mobilisieren, dann kommen Sie einer ganzkörperlichen Beweglichkeit und damit einer immer besseren ebensqualität ein gutes Stück näher.

RESÜMEE

Durch kontinuierlich praktiziertes ***moving*** mit ***landing*** und die dadurch eintretende, regelmäßige muskuläre Entspannung wird

- □ Ihre unnötige körperliche Anspannung relevant verringert
- □ Ihre Wahrnehmung für den Füllungsgrad des Energietanks (GRÜN, GELB ODER ROT) verbessert und dadurch ein beginnendes Energiedefizit oft frühzeitig erkannt
- □ Ihre Stress-Resilienz gefördert
- □ Gesundheit und Wohlbefinden verbessert
- □ eine ausgeglichene Lebensweise immer selbstverständlicher
- □ eine gelassene Einstellung im Alltag immer häufiger.

Kapitel 3

WARUM?

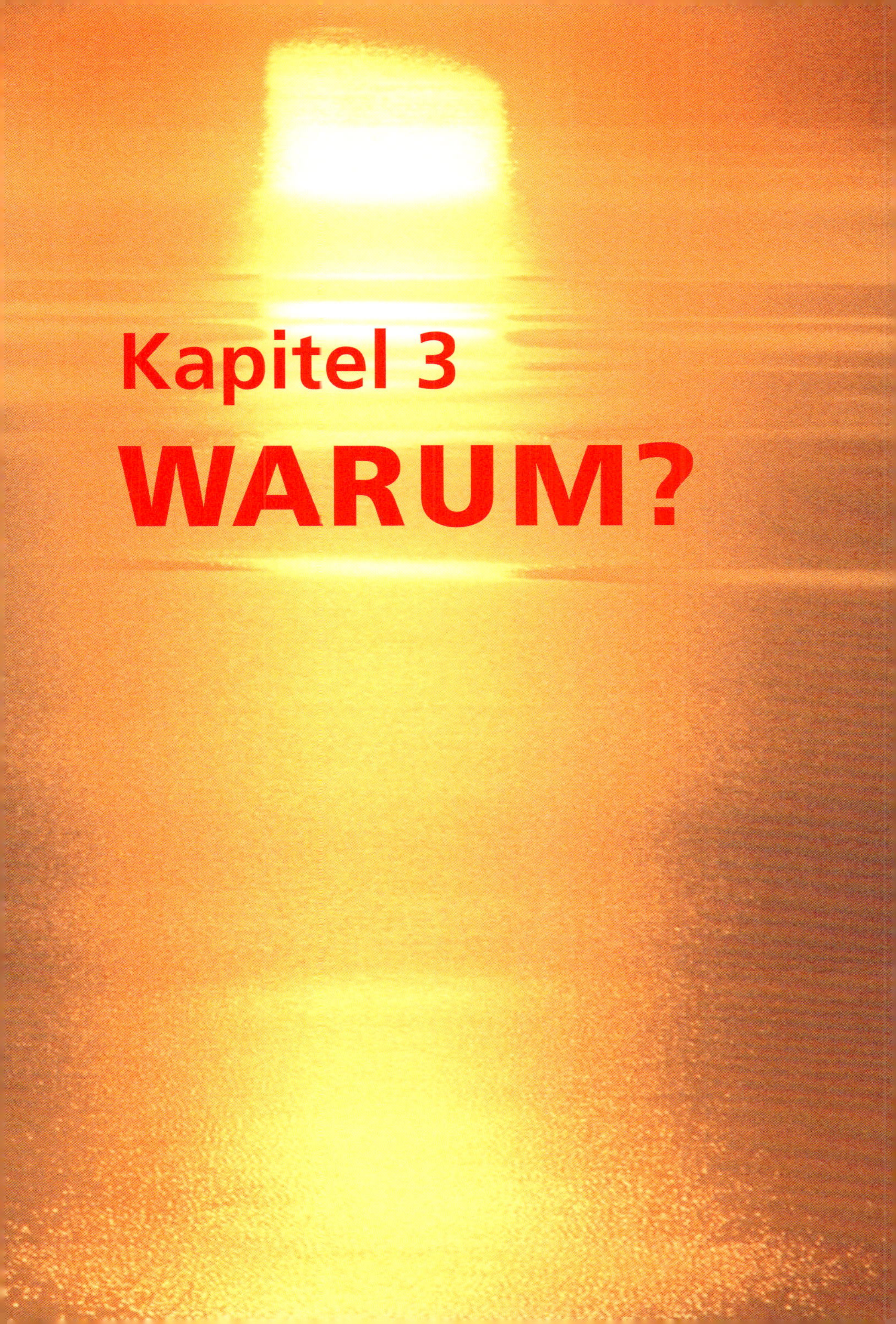

moving fördert die Funktionsfähigkeit des lockeren Bindegewebes

Unser Körper besteht zu einem Großteil aus lockerem Bindegewebe, das praktisch alle Organe, Muskeln und Nerven in unserem Körper umhüllt; jeder einzelne Muskel „schwimmt" im Bindegewebe und wird davon umschlossen und versorgt.

Je elastischer und ‚flüssiger' nun dieses Bindegewebe ist, umso effizienter und reibungsloser funktioniert der Transport der Nährstoffe im Körper. Mechanische Bewegung und Reibung durch muskuläre Tätigkeit liefert die Energie und die Wärme, um die Elastizität des Bindegewebes zu bewahren und damit den Austausch von Nährstoffen zu gewährleisten.

Denn das Bindegewebe ist die Schaltstelle für Nährstoffe und Informationsübermittlung von Blut, Lymphe, Nervensystem und Hormonsystem. Wenn diese ‚Transitstrecke' nicht durchlässig ist, dann ist der gesamte Austausch von stofflichen, hormonellen, elektrischen oder energetischen Informationen blockiert! Bei zu wenig Bewegung oder Stress wird diese Bindegewebs-Flüssigkeit immer dickflüssiger, es bilden sich Verklebungen, sogenannte Gelosen; das Bindegewebe ist dann verschlackt und es kann eine Unterversorgung der Zellen mit Nährstoffen eintreten! *moving*, also ganzkörperliche sanfte und lockere Bewegung aktiviert das Bindegewebe und hält dadurch die Bindegewebsflüssigkeit elastisch und durchlässig.

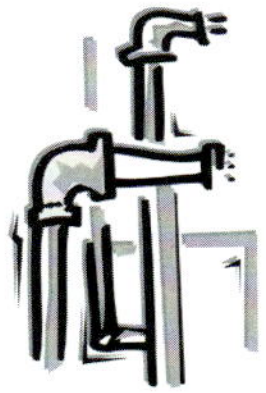

Die Bedeutung der optimalen Funktionsfähigkeit des lockeren Bindegewebes für unsere Gesundheit wurde lange Zeit unterschätzt, obwohl dieses von den ersten Anfängen unserer embryonalen Entwicklung an eine wichtige Rolle spielt. Schon in der Eizelle bildet sich aus den netzartigen, in einer salzigen Zwischenflüssigkeit schwimmenden Bindegewebszellen das Grundgerüst für die Entwicklung des gesamten zukünftigen Körpers. Nach und nach verbindet sich bei der Entwicklung des Embryos der flüssige Grundstoff in unterschiedlichen Mengen mit den Kollagenfasern, dem Hauptbestandteil des Binde- und Stützgewebes, und es entstehen praktisch alle Gewebearten

Das lockere Bindegewebe wird durch Bewegung funktonsfähig erhalten.

Verdicktes Bindegewebe schränkt den Transport von Sauerstoff und Nährstoffen ein.

in unserem Körper, angefangen von Zähnen und Knochen, über das Fettgewebe bis hin zu dem lockeren Bindegewebe, das auch lebendige Matrix genannt wird und als faserige Füllsubstanz die Zwischenräume in unserem Körper ausfüllt. Das bedeutet, dass das Bindegewebe das grundlegende und definierende Element des gesamten Organismus ist und beim Kleinkind 80% und bei Erwachsenen noch 60-70% der Körpermasse ausmacht. Dieses lockere Bindegewebe ist dadurch für ein breites Spektrum von Körperfunktionen von größter Bedeutung. wie z.B. für den Transport von Sauerstoff und Nährstoffen in die Zellen. Diesen An- und Abtransport kann man sich auf folgende Weise vorstellen:

▶ Alle arteriellen und venösen Blutgefäße enden als Kapillaren, also als ganz dünne Röhrchen, im lockeren Bindegewebe und haben keine direkte Anbindung an die Zellen. Die Blutgefäße geben an den Enden der Kapillaren Nährstoffe und Sauerstoff ab, und diese benötigen nun ein Medium um zu den Zellen ‚wandern' zu können. Dieses Medium ist die Flüssigkeit im Bindegewebe. Die für die Zellfunktion notwendigen Nährstoffe und der Sauerstoff, ‚wandern' durch diese Flüssigkeit zu den Zellen und docken dort an um in den Zellen verarbeitet zu werden. Wenn nun diese Flüssigkeit im Bindegewebe dick und undurchlässig ist, können die Nährstoffe und der Sauerstoff nur entsprechend eingeschränkt zu den Zellen gelangen und damit ist der Organismus weniger gut mit Nährstoffen und Sauerstoff versorgt – und hat weniger Energie zur Verfügung.

Was die Sauerstoff-Versorgung der Zellen mit unserem Energiehaushalt zu tun hat? Nun, der gesamte Organismus des Menschen besteht aus Zellen. Diese kann man sich als winzige Maschinen vorstellen, die wie jede Maschine Energie benötigen um Ihre Aufgabe zu erfüllen. Leberzellen benötigen Energie um das Blut zu entgiften, Gehirnzellen benötigen Energie zum ‚Denken' und Muskelzellen verbrauchen Energie für die Muskelkraft um den Körper zu bewegen. Diese Energie wird in den Zellen aus Kohlehydraten (Glykose) und Fetten gewonnen, die wir mit der täglichen Nahrung zuführen. Um diese Nahrung in Energie umzuwandeln, also ‚zu verbrennen', ist in der Regel Sauerstoff erforderlich.

Damit wird für etwa 90% der Energieherstellung in unserem Körper Sauerstoff benötigt. Wenn dieser durch ein undurchlässiges Bindegewebe nur eingeschränkt transportiert werden kann, kommt bei den Zellen weniger Sauerstoff an – und wir haben weniger Energie zur Verfügung. Organe können weniger gut arbeiten, Körperfunktionen sind eingeschränkt und besonders unser Gehirn benötigt eine hohe Menge an Sauerstoff, sodass auch unser Denken und Fühlen grundlegend von der sauerstoffbedingten Energieproduktion in unserem Körper abhängt.

moving sorgt für die notwendige Reibung und mechanische Beanspruchung des lockeren Bindegewebes und verhindert dadurch ein ‚Eindicken'. Damit bleibt das ‚lockere Bindegewebe' locker und der gesamte Organismus kann optimal mit Sauerstoff und Nähstoffen versorgt werden. *moving* sorgt somit dafür, dass der flüssige Bereich des lockeren Bindegewebes als passives Transportsystem optimal funktionsfähig bleibt – einer der wichtigsten Schaltstellen für Gesundheit oder Krankheit.

Neben der Versorgung mit Nährstoffen und Sauerstoff fungiert das lockere Bindegewebe auch noch als Transportsystem für weitere lebenswichtige Funktionen wie

- □ dem Transport von Nährstoffen
- □ dem Informationstransfer zwischen den Nervenbahnen
- □ der Regulierung des Wasserhaushaltes – der Lymphe

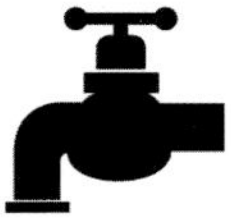

moving fördert die Regulation des Wasserhaushalts im Körper.

Vielleicht haben Sie sich schon einmal bei einer manuellen Lymphdrainage gewundert, was durch das sanfte Streicheln Ihrer Beine oder Arme bewirkt werden soll? Durch die sanfte manuelle Aktivierung der Bindegewebsflüssigkeit können die Lymphbahnen die Flüssigkeit besser aufnehmen und abtransportieren. Das Gewebe wird effizient entwässert.

moving fördert also über den Erhalt der Funktionstüchtigkeit des lockeren Bindegewebes die einwandfreie Funktion des Nervens- und des Lymphsystems und gewährleistet das Auftanken von Energie - ein wahrer Jungbrunnen, den Sie sich öfters gönnen sollten.

moving fördert einen klaren Kopf

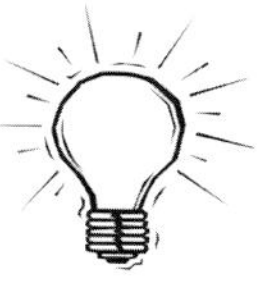

Die Amygdala, (auch Mandelkern genannt) ist Teil des limbischen Systems in unserem Gehirn und ausschlaggebend für die Analyse von Gefahrensituationen. Sie ist wesentlich an der Entstehung von emotionalen Zuständen wie z.B. Angst oder Panik beteiligt und leitet die körperliche Reaktion auf die erfolgte Bewertung einer Situation ein. Schätzt der Mandelkern eine Situation als ‚Anforderung' ein, dann wird sofort Adrenalin ausgeschüttet und die Alarm-Reaktion ‚Stress' wird im Organismus angestoßen.

moving entspannt in hohen Anforderungssituationen.

Ob man mit einem Schicksalsschlag konfrontiert ist, eine plötzliche Störung in der Tagesplanung bewältigen muss, das pubertierende Kind die Nerven blank liegen lässt oder man keinen Parkplatz bekommt – unser Mandelkern kann keine Einschätzung vornehmen, ob der jeweilige Stressor von großer Tragweite ist oder eigentlich völlig unerheblich. Diesem genügt die subjektive Einschätzung – Anforderung – und schon wird der Organismus in Nanosekunden in den Alarm-Modus katapultiert. Wahrscheinlich gibt es wenig Zeiten, in denen sie keine Anforderungen bewältigen. Das bedeutet, dass der Zustand ‚Alarm' dauerhaft im Organismus verankert wird und man praktisch immer „unter Strom" ist. Naturgemäß ist dies mit einer dauerhaft höheren Muskelspannung verbunden. Je höher aber die muskuläre Anspannung im Körper ist, desto wahrscheinlicher ist die Bewertung einer Situation durch den Mandelkern als ‚ALARM' – und der Teufelskreis ist geschlossen: es werden mehr und mehr Situationen als ‚lebensbedrohlich' eingestuft und man befindet sich in einer kontinuierlich steigenden Stress-Spirale.

Wenn man nun die Muskelspannung bewusst mit *moving/* verringert, empfängt der Mandelkern die innere Information: „alles klar, kein Löwe in Sicht" und reagiert mit dem Abbau der Alarmierung. Der regenerative Teil des vegetativen Nervensystems wird aktiv und der Organismus hat die Möglichkeit, aufzutanken. Damit kann man einer dauernd hohen ‚Kampfbereitschaft' Paroli bieten und den Ruhemodus gezielt aktivieren – und mit wenig Aufwand auch im täglichen Existenzkampf einen klaren Kopf bewahren.

moving normalisiert das Aktivitätsniveau

Um das Aktivitätsniveau eines dauernd unter Adrenalin stehenden Organismus zu verringern und das zu hohe Aktivitätsniveau wieder auf eine normale Grundspannung zurückzuführen, ist es wichtig, *moving* möglichst häufig einzusetzen, auch wenn der Impuls nur wenige Sekunden dauert.

Denn die *moving*-Impulse bewirken zu Beginn nur kleine Auslenkungen in Richtung Ruhe, und diese Ruhepolung besteht nur solange, wie *moving* bewusst eingesetzt wird. Sobald die Aufmerksamkeit von der Selbstregulation weg wieder auf andere Dinge gelenkt wird, kehrt der Organismus wieder in die gewöhnte Anspannungshöhe zurück.

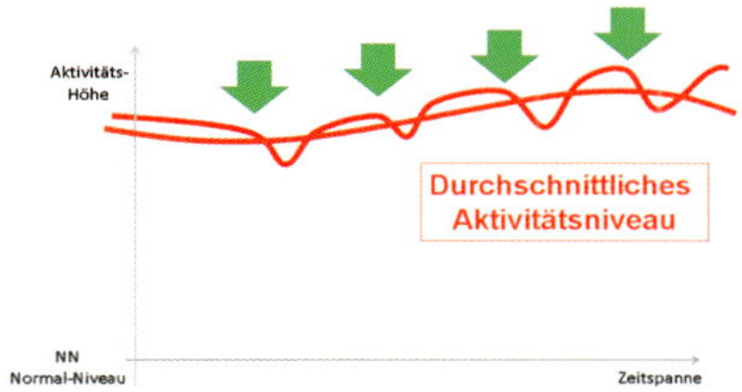

Was das bringen soll? Zugegeben, im Einzelfall nicht viel, aber viel auf Dauer! Steter Tropfen höhlt den Stein – jeder noch so kleine bewusste *moving*-Impuls stärkt die Bereitschaft des Ruhenervs, wieder aktiv seines Amtes zu walten und den Organismus in Richtung Ruhe zu polen. Jedes Mal, wenn Sie bewusst auch nur einige Sekunden darauf verwenden, Ihre Muskulatur locker zu lassen, dann verringert sich Ihr Gesamt-Spannungsniveau. Nach vielen (wirklich sehr vielen) Wiederholungen ‚begreift' dann die Muskulatur, dass diese hohe Anspannung gar nicht notwendig ist und stellt sich langfristig auf ein spürbar geringeres Spannungsniveau ein.

Je öfter also eine Verringerung der Muskelspannung durch *moving* trainiert wird, desto verlässlicher reagiert das vegetative Nervensystem auf die bewusste Beeinflussung mit einer Aktivierung des Ruhenervs. Nach einiger Zeit ist dann die ‚Leitung' zur Muskulatur gelegt und Sie können mit *moving* in wenigen Sekunden gut und schnell entspannen. Allein der Gedanke z.B. an *landing* bewirkt dann schon einen ausreichenden Entspannungsimpuls, um Ihre Muskulatur präzise zu lockern. Ihr Körper lernt, den Alltag mit weniger körperlicher Spannung zu bewältigen und fühlt sich dabei zunehmend wohler.

Der wiederholte Einsatz von *moving* normalisiert das Aktivitätsniveau.

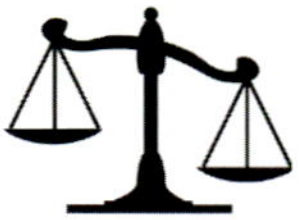

Durch den langfristigen Einsatz von *moving* lernen Sie abzuschalten.

Der kontinuierliche Einsatz der *moving*-Ruhe-Impulse ist dabei von elementarer Bedeutung. Ein hochaktives System lässt sich durch keine noch so brillante Technik zu einem dauerhaft niedrigeren Aktivitätspegel bewegen, wenn die Zeitspannen zwischen den jeweiligen Entspannungs-Impulsen zu lang sind. Um im Gehirn das neuronale Muster – bewusste Ruhepolung auf Knopfdruck – zu verankern, muss dieses kontinuierliche aktiviert werden und zwar über einen längeren Zeitraum.

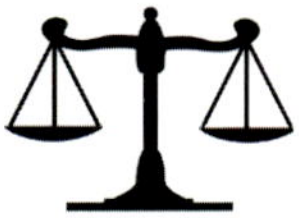

Dies klingt aufwändig, ist es aber nicht. Da das *moving*-Element *landing* auch in einem hochaktiven Tagesgeschehen jederzeit unauffällig eingesetzt werden kann, ist es für jeden Menschen mit etwas Geduld möglich, eine bewusste Selbstregulation dauerhaft in seinem System zu etablieren. Sobald diese tägliche Praxis von *moving* selbstverständlich wird, werden sie spüren, wie Sie Ihr Aktivitätsniveau immer besser regulieren können. Sie sind nun jederzeit in der Lage, den ‚Fuß vom Gas zu nehmen' und Ihren ‚Motor' bewusst langsamer laufen zu lassen, wann immer Sie dies möchten. Langfristig pendelt sich Ihr Aktivitätsniveau wieder auf ein normales Spannungsniveau ein und Sie benötigen für Ihren Alltag nicht mehr kontinuierlich mehr Energie, als notwendig wäre.

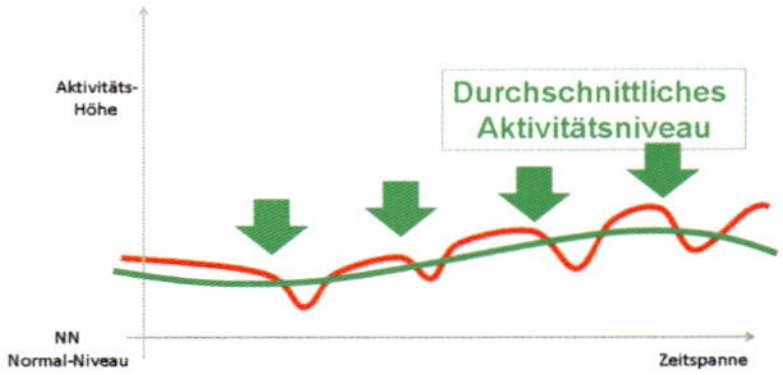

Nun brauchen Sie nur noch die Durststrecke zu überwinden, bis Sie Ihre Aktivitätskurve dauerhaft wieder auf ein Normalniveau abgesenkt haben, um sich dann wieder vergnügt im grünen Bereich aufhalten zu können.

Alles, was Sie also für eine effiziente Normalisierung Ihres Aktivitätsniveaus mit *moving* benötigen, ist eine Portion Geduld und Verständnis für sich, dass Sie nicht schon am ersten Tag ein ‚umfassende Erholung' einstellt und Sie auf Knopfdruck abschalten können.

moving fördert Gelassenheit im Alltag

Mit *moving* erweitern Sie Ihr Verhaltensrepertoire.

Jedem Mensch steht ein Kontingent an neuronalen Verhaltensmustern zur Verfügung, zu dem tägliche neue Muster hinzukommen und andere wieder verschwinden. Vermutlich aus ökonomischen Gründen haben Sie (und noch 8 Milliarden Menschen einschließlich meiner Person) die Tendenz, sich auf vertrauten neuronalen Trampelpfaden zu bewegen. Dagegen ist solange nichts einzuwenden, solange dies dem System insgesamt nützt. Wenn sich aber diese eingefahrenen Verhaltensweisen als nicht (mehr) zielführend erweisen, können Sie diese jederzeit verändern und durch ein neues Verhaltensmuster ersetzen.

Diese gut ausgeprägte Fähigkeit, umzulernen nennt man Neuroplastizität des Gehirns. Diese basiert auf dem leicht nachvollziehbaren USE-IT oder LOOSE-IT- Prinzip, ein modernder Ausdruck für die schon lange bekannte Tatsache, dass Wiederholung das Lernen fördert:

▶ USE-IT: Eine Verhaltensweise wird als entsprechendes Muster in den Gehirnzellen angelegt wie eine Art Weg. Wie im richtigen Leben ist die Benutzung eines neuen, noch nicht eingefahrenen Weges ziemlich mühsam und es kostet richtig Mühe, nicht doch wieder die ausgetretenen Trampelpfade zu benutzen. Aber je öfter man den neuen Weg entlang geht, desto breiter und komfortabler wird dieser und mit der Zeit wird daraus ein breiter Pfad, der sogar zur asphaltierten Straße und zur Autobahn werden kann.

▶ LOOSE-IT: Wird aber ein Verhaltensmuster immer weniger abgerufen, so bildet sich dieses langsam aber sicher zurück. Der ‚Weg' wird wieder schmaler und enger bis er mit der Zeit ganz verschwindet.

Der Vorsatz ‚ruhiger zu werden' ist für viele Menschen ein neuer Weg, der sich aber in jedem Lebensalter verwirklichen lässt. Durch die einfache Anwendung von *moving* kann wirklich jeder langfristig das neuronale Muster einer selbstbestimmten Ruhepolung verankern – und die eintretende Ruhe auch noch dazu verwenden, andere ungeliebte Verhaltensweisen abzulegen – und zwar ohne Aufwand und in jedem Lebensalter.

moving fördert eine positive Grundeinstellung

Mit *moving* lernen Sie Ihre persönlichen Bedürfnisse besser kennen.

moving ermöglicht bei entsprechendem Training jederzeit zur Ruhe zu kommen, wann immer Sie dies möchten. Diese Wirkung von *moving* hängt aber naturgemäß davon ab, wie häufig Sie sich *moving* zur Verfügung stellen und dies hängt wiederum von vielen Faktoren ab, unter anderem von Ihrer Grundeinstellung zu sich selbst.

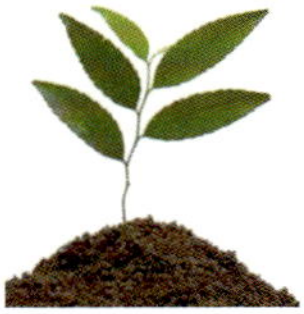

Jeder Mensch entwickelt von frühester Jugend an, geprägt durch sein Umfeld, individuelle Lebensstrategien. In meiner langjährigen Erfahrung als Coach habe ich jede dieser Strategien wertschätzen gelernt, denn sie erfüllten offensichtlich für diese Person ihren Zweck, nämlich dessen Überleben zu gewährleisten. Ob diese Strategien hingegen jeweils mit einer guten Lebensqualität verbunden waren, erschien mir bei manchen Menschen eher fraglich; manche dieser Strategien wirkten in dieser Hinsicht wenig zielführend. Um genau zu sein, viele Menschen gehen mit sich selbst so achtlos um, dass dieses Verhalten gravierende gesundheitliche Probleme verursacht und die Lebensqualität dadurch erheblich beeinträchtigt wird.

moving habe ich auch deshalb so schätzen gelernt, weil es für viele Menschen ein perfektes Instrument geworden ist, um ihre Achtsamkeit für sich selbst zu fördern. Das ‚Immer-wieder-zur-Verfügung-stellen' von entspannten Momenten schärft die Wahrnehmung für eigene Bedürfnisse, wodurch sich oft fast ‚nebenbei' ein netterer Umgang mit sich selbst einstellt.

Wie das in der Praxis funktioniert?

Stellen Sie sich vor, Sie arbeiten seit zwanzig Jahren immer von früh bis spät ohne eine erholsame Mittagspause, um dann früher nach Hause gehen zu können. Sie beobachten nun bei den neu in Ihren Tagesablauf integrierten *landing*-Mini-Pausen, dass Sie am Ende Ihres Arbeitstages ziemlich erschöpft sind, obwohl sich Ihr Arbeitspensum eigentlich nicht wesentlich erhöht hat. Sie überdenken auf Grund dieser Beobachtung Ihre Arbeitsstrategie und erproben eine andere Tageseinteilung mit dem Effekt, dass Sie zwar etwas später, aber dafür wesentlich weniger erschöpft Ihren Feierabend beginnen. Sie sind also auf das Bedürfnis Ihres

Organismus nach einer anderen Zeiteinteilung aufmerksam geworden, und können dieses nun gezielt berücksichtigen.

Bewusste, körperorientierte Wahrnehmung mit *moving* fördert ein Verhalten, das seit jeher gut tut:

Achtsamkeit mit sich selbst und seinem Umfeld.

Was Achtsamkeit mit Erholung zu tun hat? Ein achtsamer Umgang mit sich ist unabdingbar notwendig für jede Regeneration und Erholung. Das Generieren von neuer Energie im Organismus kann nur dann eintreten, wenn man sich nicht getrieben fühlt, sondern das Gefühl der Ruhe und des Wohlbefindens vorherrscht. Ruhe und Wohlbefinden stellt sich aber selten von selbst ein, sondern dieses stellt sich oft erst durch ein achtsames Verhalten ein. Achtsamkeit ist für das Auftanken von Energie so notwendig wie die Nahrung für das Überleben unseres Organismus.

Durch den Einsatz von *moving* wird diese Achtsamkeit auf einfache Art und Weise gefördert. Man erlebt physisch, welche Verhaltensweise gut tun und welche nicht und entwickelt dadurch ein besseres Körper-Gefühl. Und wenn dieses ‚Gefühl für sich' zu Beginn auch ‚nur' darin besteht, dass man sich immer wieder zwischendurch Auszeiten gönnt. Schon diese kleine Veränderung ist für das persönliche Wohlbefinden von erheblicher Bedeutung, denn Sie fördert unter anderem die Fähigkeit, sich ‚kleine Freuden' zur Verfügung zu stellen.

moving fördert Achtsamkeit im Alltag.

Denn im Alltag finden die ‚kleinen Freuden des Lebens' im Allgemeinen wenig Beachtung. Sie gehen morgens gehetzt aus dem Haus um den Bus zu erreichen. Sie warten an der Haltestelle und sehen, wie die Sonne wie ein glutroter Ball über dem Park aufgeht – das ist so ein Moment, wo man in wenigen Sekunden die Schönheit diese Augenblicks geniessen kann – oder auch nicht.

Die Chance, dass Sie die Schönheit des Augenblicks erkennen, wenn Sie an der Bushaltestelle *landing* praktizieren, ist um einiges größer als bei einem weiterhin ungeduldigen und übellaunigen Warten auf den Weitertransport. *moving* erlaubt es Ihnen, sich mit einer breitbändigeren Aufmerksamkeit umzusehen. Sie können sich bewusst

Einen schönen Moment bewusst zu erleben, fördert die Regeneration.

für einen Augenblick den schönen Dingen des Lebens zuwenden – auch wenn diese noch so unbedeutend sind. Jeder auf diese Weise genussvoll verbrachte Augenblick – und wenn es nur das Bemerken eines Gänseblümchens ist, das sich durch die Teerdecke gekämpft hat – wirkt wie eine Energiedusche. Ihr Organismus taucht einen Moment aus der Alltagshektik auf und freut sich, auch wenn es nur wenige Sekunden sind. Eine ganze Reihe von derartigen Sekunden im Alltag stellt eine ganze Menge Energie zur Verfügung und ist ein guter Garant für ein freudvolles Leben.

Diese Fähigkeit – den aktuellen Moment bewusst zu erleben und achtsam und wertschätzend mit sich umzugehen, ist eine wichtige Grundlage, um das Leben trotz widriger Umstände zumindest für kleine Zeitspannen angenehm zu gestalten.

Je mehr Gefühl Sie dafür entwickeln, wie viel Wohlbefinden der bewusste Genuss eines Augenblicks mit sich bringen kann, desto mehr Energie steht Ihnen langfristig zur Verfügung und desto besser wird Ihre Lebensqualität.

AUSKLANG

Mit moving verbessern Sie neben dem körperlichen Befinden auch wesentlich Ihr Körpergefühl und damit sind eine ganze Reihe von wohltuenden Effekten verbunden:

Sie können besser einschätzen, wie hoch Ihr Energiepegel ist, welche Aktivitäten Ihnen gut tun und im allgemeinen wird auch Ihr Gefühl für Ihre emotionalen Bedürfnisse besser. Sie werden mental ausgeglichener und und erleben, wie einfach es sein kann, einen Moment glücklich zu sein, indem Sie netter mit sich (und auch den Anderen) umgehen.

In welchem Alter Sie auch immer mit moving beginnen, Sie werden langfristig durch das gute Gefühl belohnt, sich wohler zu fühlen und potentiellen Beschwerden erfolgreich Paroli bieten zu können.

Ich freue mich auf Ihre Rückmeldungen und Anregungen unter info@moving.de.

Impressum

Die Deutsche Bibliothek - CIP Einheitsaufnahme

Ram-Devrient, Roswitha mag.pharm:
Im Trubel zur Ruhe kommen – moving Band 2

3. Auflage

Printed in Germany
ISBN 978-3-9814728-5-1